KB040298

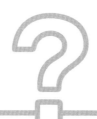

통/뇌/법/혁/명

중풍

꼭

비염

걸려야 하나요?

이태훈

목차

3장   뇌와 심장은 왜 고장 나는가   110

자연을 자연스럽게

나는 호기심으로 30여 년을 보낸 사람이다. 관심의 대상은 '역시' 사람이다. 흥미는 대개 이력을 알면서 일어난다. 그가 막강했던 경희대 한의학과를 졸업했다고 했을 때 "그래서?"라고 반문했다. 똑똑하다는 인재는 널렸고, 헛똑똑이는 더 많기 때문이다. 이력을 넘어선 '현재'가 없으면 움직이지 않는다. 숨길을 넓혀준다는 말을 듣고 취재에 나섰다. 숨이 내 몸과 내 감정, 내 바깥을 연결한다는 것을 알고, '잘하는 호흡'이 궁금했기 때문이다.

보통 사람보다는 큰 '말 귀'를 가졌다는 나를 이해시켜보라고 잡학으로 무장한 질문을 마구 던졌다. 그는 받아쳤다. 가끔은 전문용어를 썼는데, 이렇게 되면 내 귀는 좁아진다. 그는 답답한 듯 어깨를 들썩이며 속사포를 쏘아갔는데, 이는 에너지가 넘치는 사람의 특징이다.

'힘없는 기자'가 특종을 하지 못하듯, 기운이 달리는 의사도 병을 고치지 못한다. 그는 살면서 부딪치는 '역기(逆氣)'가 아니라 순조로워서 티 나지 않는 기운에 대해 이야기하려고 했다. 재빨리 그의 삶으로 화제를 돌렸다.

그는 '미움받은 삶'을 이야기했다. 일찍이 혼자가 된 어머니는 생계에 전력했기에 그는 남에게 맡겨져 성장했다. 부모와도 부딪치는데, 남이라면 더하지 않겠는가. 거부하는 에너지를 도와주는 에너지로 바꾸는 것은 어른에게도 매우 어려운 일이다.

그는 "중2 때 세상이 너무 불공평하게 여겨져 자살하려고 했다. 그런데 윤리 시간에 선생님이 '창조주는 절대자인데 절대자는 모든 이에게 소명을 주었다'고 하는 말을 듣고, '나에게도 소명이 있을까?' 의심하며 세상을 더듬었다"고 했다.

소외와 미움 받는 것에서 벗어나는 괜찮은 방법 중의 하나가 집중이다. 그는 공부에 몰두했다. 기도로 대표되는 신심과 봉사라고 하는 헌신도 몰입하지 않으면 불가능하다. 그 때문에 원하는 것을 끌어당길 수 있었다. 하나님에게 집중했으니 긍정적인 것이 몰려들었다.

갈망은 업보를 이어가는 윤회를 만드는데, 이를 끊어낼 수 있게 된 것이다. 갈등이 적은 마음을 만들었으니 그는 에너자이저(energizer)가 되었다. 순기(順氣)를 잡았기에 적선(積善)을 하며 부도 모을 수 있었다. 한의사가 되었고, 사업가와 선교사도 해본 것이다. 괜찮은 가정도 이뤘다.

얕은 숨을 쉬는 이들의 공통점은 생각과 근심이 많다는 것이다. 조금만 흥분해도 머릿속에선 노래와 음악이 끝없이 흘러나와 흥얼거리게 된다. 반면 몸놀림은 적다. 머릿속은 동물인데 몸은 식물이다. 일은 노동이라는 인식이 있어 거부하고 운동은 더 싫어한다. 무리하면 바로 다쳐버린다.

하지 말아야 하는 이유를 100개 이상 갖고 사는 기(氣)막힌 이들에게 "몰입을 통해 긍정을 끌어당겨라"라고 하는 것은 귀신 씨나락 까먹는 이야기가 된다. 그러나 세상은 이러한 이들로 가득 차 있다.

심신이 지쳐도 허파 근육은 끝없는 움직임으로 숨을 만들어 세상과 나를 연결해준다. 그런데 부정적인 감정과 충격이 쌓이다 보면 '나도 모르게' 숨길을 왜곡시킨다.

코뼈는 충격이나 습관에 의한 오랜 눌림을 받으면 저도 모르게 휘어져 '막힘'을 초래한다. 그는 이 변형을 펴주려고 했다. 『동의보감』에도 없는 시술을 만들어낸 것이다. 절대 다수에게 필요한 것은 삶의 방식을 바꾸는 게 아니라 이것일 수 있기 때문이다.

한국 한의학계는 약과 침, 뜸 뿐만 아니라 과학적인 연구개발도 해야 한다. 이 책은 이 시술을 발견한 보고서이자 연구와 함께해온 삶의 고백서이다.

헐떡대며 살아온 삶을 한마디로 줄이려니 얼마나 어려운가. '열심히 했다'는 것만큼 맹맹한 표현은 없기 때문이다. 성공했다는 이유로 인간 이태훈에게 무조건 찬사를 보낼 이유는 없다고 본다. 그도 결국은 오욕칠정(五慾七情)에서 벗어날 수 없는 사람이기 때문이다.

그러나 미움받는 삶을 예쁨받는 삶으로 바꾼 지혜를 한의학에 적용해, 기막힌 몸을 기지개를 켜듯이 시원하게 만들어주는 방법을 제시한 것엔 주목할 필요가 있다.

고장난명(孤掌難鳴). 환자의 이해와 협조가 없으면 명의(名醫)는 만들어지지 않는다. 기자를 충분히 이해시키지 못한 그에게 환자를 이해시키는 것은 더 어려운 문제였으리라. 그래서 자연 속에 있는 '기압 차이'로 시작하는 이 책을 쓴 것 같다.

이 책은 겁나게 공부해서 터득한 지식을 나열한 것이 아니다. 지혜를 밝혀놓은 것이다. 근기(根氣)가 달라도 이해할 수 있는 것이 지혜이니, 가장 편한 자세로 일독(一讀)을 권하는 바이다. 번뇌를 떨치고 숨 좀 쉬며 살기 위해서….

– 2020년 3월 31일 동아일보 이정훈 기자

숨은 곧 생명이다

성경 창세기 2장 7절에 '하나님이 흙으로 사람을 창조한 후 코로 숨을 불어넣어 생명을 주셨다'라는 말이 나온다. 숨이 없었다면 생명이 시작되지 못했을 거라는 이야긴데, 과연 그러한가.

산부인과로 가보자. 아기가 태어나자마자 거꾸로 들고 엉덩이를 때려 울린다. 태아는 탯줄을 통해 어머니로부터 산소를 공급받았었기에, 폐호흡이 필요 없어서 폐가 접혀 있다. 입에는 양수가 가득 차 있어 숨쉬기도 어려운 상태다. 하지만 엄마 몸 밖으로 나오는 순간부터는 스스로 호흡해야 하기에, 울려서라도 숨길을 열어준다. 첫 숨이 의료진에 의해 시작되는 것이다.

이종격투기 대회인 UFC를 보면 rear naked choke라는 치명적인 기술이 구사된다. 뒤에서 팔로 상대의 경동맥을 압박함으로써 뇌로 들어가는 산소를 차단하는 것이다. 15초 정도 지나면 의식을 잃고 위험 상태로 접어든다. 심판은 바로 경기를 중단한다. 심(心)정지로 호흡이 중지되면, 세계 최고 의료팀을 만나도 10시간을 버티기 힘들다.

음식은 69일(1656시간)을 굶고도 살아나온 사례가 있다. 2010년

칠레 산호세의 매몰 광부 3인이 그러한 기록을 세웠다. 그러나 숨은 한시라도 멈출 수 없다. 먹는 것보다 숨 쉬는 것이 더 중요하다. 숨은 곧 생명이다.

이 책은 개업한 지 30년이 넘는 오늘까지 비염과 중풍의 진짜 원인을 알아내고자 애써온 필자의 피나는 노력의 결정체다. 머리와 코 문제가 연결되어 있을 거라고는 상상도 하지 못하고 시작했다가 부비동, 뇌척수관이 연결고리일 수 있다는 가능성을 알고 흥분했다.

그리고 검진→치료→반복 검증의 진료체계를 완성했다. MRI와 CT에서 시작해서 '한 주먹의 약'을 쥐고 쓰러져야 하는 '기대 이하의 체계'를 훌쩍 뛰어넘게 된 것이다.

통뇌법(通腦法)은 '머리와 코에 생명의 숨을 불어넣는 치료 프로그램'이다. 코, 뇌척수관, 혈관 등등에 생긴 병목현상을 원인적으로 제거할 수 있다. 병목을 없애는 과정을 팩트(fact) 위주로 적어놓았다.

이 글을 읽는 데 의학적인 지식이 많을 필요는 없다. 정답은 어디서든 돌아가지 않기 때문이다. 어렵게 느껴진다면 한 번만 더 읽어보길 권하고 싶다. 그렇게 한다면 '어쩔 수 없이 짊어져야 했던' 병고의 기나긴 여정이 종료 시점에 와 있음을 직감하게 될 것이다.

이 과정을 허락하신 하나님께 모든 영광을 돌린다. 함께한 환자들, 동아일보의 이정훈 기자, 병원 식구들, 그리고 미숙한 책을 정리하느라 고생한 동아일보 출판국 여러분에게 고개 숙여 깊은 감사를 전한다.

– 한의사 **이태훈**

처음과 같은 마음으로

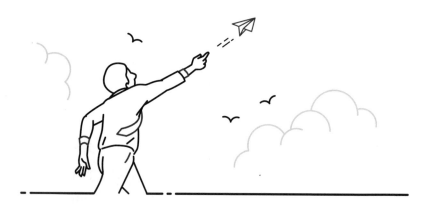

초심(初心) _ 첫사랑, 첫 사람, 첫 직장 등의 말에서 느끼는 어감이 그렇듯 '처음'이란 참으로 소중한 단어다. 누구를 처음에 만나는가에 따라 인생의 방향이 바뀔 수도 있기 때문이다.

첫 의사 _ 의사가 되려고 처음 마음을 먹었을 때 슈바이처 박사는 나의 '첫 의사'였다. 그는 노벨평화상을 받으러 갈 시간이 없어서 못 간다고 했다. 통 큰 마음이 좋았다. 전 세계에서 오직 한 명이나 한 팀에게만 주는 그 상을 바쁘다는 이유로 받으러 가지 않는 사람이 또 있을까 싶다.

첫 친구 _ 목숨을 걸 만한 '첫 친구'를 사귀었을 때 그의 이름은 배석암이었다. 그의 세상을 바라보는 큰 눈과 사람을 사랑하는 섬세함에 가슴이 저렸다. 모두를 위해 기도할 수 있는 첫 친구에게서 지금도 물씬 배어나는 사람 사랑의 향기를 느낀다.

슈바이처와 배석암, 두 사람을 만남으로써 사람을 사랑하는 의사가 되어가는 과정에 흔들림이 없었다. 의사의 삶 속에서 주어지는 물질과 기술을 결식아동, 독거노인, 장애인, 가출 청소년, 가정폭력 피해 주부, 외국인 노동자, 미얀마·캄보디아 빈민 등과 나누는 데도 걸림이 없었다.

첫 시장 _ 이 일을 하면서 만난 '첫 시장'이 작고한 김병량 성남시장님(재직:1998~2002)이었다. 속된 말로 그 집의 숟가락 개수까지 아는 사이가 됐다. 여러 우여곡절을 함께했고, 그의 진실이 정치의 그늘에 가려진 채 먼저 하늘로 가셔서 마음이 몹시 아팠다.

첫 치료법 _ 중풍(뇌졸중)과 비염을 치료하고 싶은 열정으로 개발한 '첫 치료법'이 비강내치요법(부비동 석션)이었다. 필자 자신과 가족을 상대로 한 피눈물 나게 길고 긴 실험과 연구의 결실이었다. 하나님의 은혜로 대성공이었다. 지금도 그 덕분에 의사로 살아가고 있다.

첫 기도 _ 50대 중반을 지나는 중이며 의사로 생활한 지도 어언 30여 년이 되어간다. 열정적으로 일할 시간이 앞으로 15년 정도 남지 않았을까 하는 생각이 든다. 최선을 다해 살았지만 그 정도로는 여전히 부족하고 어떤 때는 제대로 한 것이 하나도 없다는 반성도 된다. 더 늦기 전에 '첫 기도'를 시작해야 할 것 같다. 지금까지 사랑했던 이들보다 더 많은 사람을 사랑할 수 있는 능력을 허락해달라고…. 아니, 지금까지 사랑해온 이들보다 더 많은 사람들에게 예수님의 끝없는 사랑을 전할 수 있는 그런 깊이 있는 믿음을 갖고 싶다고.

1장

내 코는 석 자가 아니라 천금(千金)

모든 것은

코에서 시작되었다

아이도 코가 뚫린 건 안다

──── 비염·중이염

고교 시절부터 가족처럼 친하게 지내온 교수님으로부터 다급한 전화가 걸려왔다. 만 16개월 된 손자가 40℃ 이상의 고열로 하루에 다섯 차례나 응급실을 다녀왔는데도 차도가 없다는 것이었다. 코감기에 걸린 지 며칠이 지난 후였고 비염, 폐렴, 화농성 중이염 등등으로 온 집안에 비상이 걸리고 나서야 필자가 떠올랐다고 했다.

집안 사정을 꿰고 있는 사이였지만 다급해지니 이비인후과와 중대형 병원으로만 발길이 향했던 모양이다. 시간이 없으니 당장 오라고 했다. 30분도 안 되어 진료실로 들이닥쳤다.

내시경으로 들여다보니 코는 완전히 막혀 있고 귓속에는 염증으로 고름이 가득 차 있었다. 코안과 부비동에 쌓인 고름부터 뽑아냈다. 곧이어 코뼈 교정을 통해 코의 숨길 확보에 나섰다.

염증은 점성이 높고 양도 많아서 10여 차례를 반복하고 나서야 줄어들기 시작했다. 아이는 있는 힘껏 울어대고 엄마는 훌쩍대고…. 정신이 하나도 없었지만 결과에 대한 확신이 있었기에 치료할 수 있다는 말로 계속해서 달랬다.

"집에 가서 처음으로 편하게 잤다"고 했다. "열도 떨어지고 입으로 숨을 쉰다"고도 했다. 10회차 치료에 전체 상황이 종료되었다.

그런 꼬마가 요즘에는 약간의 감기나 코막힘만 있어도 내원한다. 요놈도 코가 시원한 게 익숙해져서인지 치료 끝날 즈음엔 "끝! 끝!"이라며 치료 중단 사인을 해서 치료실에 웃음이 끊어지지 않는다.

공부는 시간이 아니라 집중과의 싸움

──── 학습장애

고3이 되면 아이들은 반쯤 넋이 빠진 모습이 된다. 엄마는 아이들의 예민한 눈빛을 피하느라 좌불안석이다.

눈이 반쯤 들떠 있는 고3 여학생이 왔다. 잠시의 대기시간이 길게 느껴졌던지 엄마에게 볼멘소리를 하며 진료실 안으로 들어왔다. 내 앞에서도 입안에 사탕을 열 개는 물고 있는 것 같았다.

"얘가 고3인데 너무너무 피곤해해요. 약이라도 먹였으면 하는데 어떨까요?"

필자도 가장 힘들었던 시기 중의 하나가 고등학교 3학년이었다. 자취생활 5년여 동안 다른 친구들이 먹는 만큼 굶어야 했기에 영양부족의 연속이었다. 필자의 고3 시절을 얘기해봤자 그에게는 신파조다. 아부 작전으로 변경했다.

"너 대단하다. 그동안 몹시 힘들었을 텐데 예쁜 얼굴이 그대로네.

공부에 찌들면 얼굴이 상해서 미워지는데, 어떻게 했기에 이렇게 예쁘니?"

학생의 입 주변이 씰룩거리고 코 평수가 넓어지는 게 약발이 먹히는 모양이다. 그제서야 눈길을 내게로 향하고 말문을 열었다.

"시간은 7개월밖에 안 남았는데 공부가 안돼요. 1시간 반 정도 집중해서 공부하고 나면 너무 졸리고 하루 종일 멍해져요."

"지쳐서 그래. 생각해봐라. 네가 철인이냐? 새벽에 눈 떠서 밤 한두 시가 넘어야 잠자리에 드는데 무슨 재주로 견디겠니? 체력도 바닥, 정신도 바닥이지."

학생은 코뼈가 심하게 휘어 숨길이 좁아져서 코호흡이 어려운 상태였다. 낮에는 입으로 숨을 쉰다. 밤이 문제다. 짧은 수면시간에 수면 무호흡까지 와서 피로가 풀리지 않으니 낮에 졸림이 심하고 집중력이 떨어지는 것이다.

아이가 눈물을 글썽인다. 엄마는 아이와 필자가 대화를 이어가고 있는 것만으로도 신기하다는 표정이다. 나중에 귀띔해주는데, 엄마가 한마디만 해도 아이는 저승사자로 변했단다.

고3 학생들은 병원에 오고가는 것 자체가 불가능하다. 어디서 시간을 빼 병원에 10회나 다닌다는 말인가. 하지만 '공부는 시간 싸움이 아니라 집중력 싸움'이다. 3회가 지나면서 조금씩 까불더니 6회가 되자 이렇게 물어왔다.

"선생님, 오늘 저 깜짝 놀랐어요. 공부하다 시간이 한참 지난 듯 느껴져서 시계를 보았는데 다섯 시간이 지난 거 있죠. 더 할 수 있을 것 같은데 선생님 말씀이 떠올라 조금 쉬었어요. 공부도 과식하면 안 된다고. 탈나면 먹고 싶어도 못 먹는다고, 공부도 아껴 먹어야 더 맛있다고 하셨죠. 헤헷."

"바로 그거야. 할 수 있지만 참을 수 있는 것도 공부야. 공부는 마라톤이니까 꾸준히, 하지만 은근히 빠른 속도로 달려가는 거야. 더 빨리 뛸 수 있지만 나누어 뛰는 거, '소걸음 천리 주법'이라니까~."

그의 학습장애(learning disability)는 풀려갔다. 이러한 문제가 아이들에게만 있는 것이 아니다. 공부하는 직장인, 기억력이 가물거리는 노인, 건망증으로 고민하는 주부에게도 동일하게 적용된다. 코로 편하게 숨을 쉬고 맑은 뇌로 공부와 업무에 완전 몰입하게 해주는 특화된 치료법이 통뇌법이다.

아이가 돈을 다 찾아왔어요

——— 지적장애(知的障碍)

고교 시절 친구의 누님이 내원했다. 무척이나 반가웠다. 그런
데 누님의 손에는 누님보다 두 배 정도 큰, 아들의 손이 쥐어져 있었다.

"오랜만이에요. 원장님."

옆에 있던 녀석이 어느새 누님 뒤편으로 갔다. 눈의 초점이 절반
이상 흐려져 있는 데다 반복적인 손가락 움직임, 안절부절못하는 몸
이 영락없는 지적장애(知的障碍, intellectual and developmental
disabilities)다. 몰랐던 사실이라 많이 놀랐지만 걱정이 앞선다. 누님
의 예쁜 얼굴에 기미가 낀 이유를 알 것 같았다. 많은 대화를 나누었
다. 지나간 어려웠던 시간들에 대해.

"나는 죽어도 발을 뻗지 못할 거예요."

누님의 한마디가 7, 8년이 지난 지금도 귓가를 때리는 듯하다. 가
만히 있지 못하는 녀석을 달래고 협박하며 치료의 시간을 보냈다. 그

러던 어느 날, 병원 식구 한 명이 눈을 동그랗게 뜨고 다가와 말한다.

"원장님, 좋아진 것 같지 않아요? 처음 왔을 때는 무엇을 하든 가만히 있지를 못했는데 요즘은 많이 얌전해졌어요. 뇌혈관의 혈액 흐름이 좋아진 게 보이잖아요. 눈도 맑아지고 입술, 혀, 안색까지도…. 언어구사력이 상당히 좋아졌어요."

반복적인 그의 손가락 움직임도 얌전해졌다. "엄마 밥", "엄마 물" 하던 단순한 표현이 "밥이 먹고 싶어요", "치료하기 싫어요" 등으로 변해갔다. 글씨를 쓰는 손의 움직임도 많이 부드러워졌다. 얼마 전에는 이전에 해놓은 숙제를 금방 해놓은 것처럼 거짓말을 했단다. 일반적인 애들이라면 야단을 맞겠지만 우리 모두는 웃음을 터뜨리며 즐거워했다. 어떤 의미인지 말하지 않아도 알 수 있었기 때문이다.

3개월이 되던 날, 눈물이 고인 채로 누님이 진료실 문을 열었다.

"원장님, 우리 아이가 제 지갑에서 카드를 꺼내어 은행 가서 10만 원을 찾아왔어요. 현금인출기에 비밀번호를 누르고요. 원장님, 이제는 죽어도 발을 뻗을 수 있을 것 같네요. 고마워요."

캐나다로 떠난 그 녀석이 문득 보고 싶을 때가 있다. 머리뼈의 움직임을 제한하던 부비동골 내부의 염증을 없애고, 비중격과 코의 날개 구조를 교정하고, 부비동뼈를 들어올린 후 경추의 병목구간을 뇌척수관 확장술을 이용해 없애니, 머리와 척추뼈 속을 드나드는 뇌척수액과 뇌척수신경다발, 척추혈관의 흐름이 정상화된 것이다. 통뇌법의 신비로움에 개발자인 나 자신도 놀랄 때가 있다.

유아 비염과 축농증이 만든 덫

────── **후각장애**

"선생님 꽃냄새를 맡았어요. 라일락인 것 같았습니다. 40년 정도 잃어버린 후각이 돌아왔습니다. 음대 방향으로 올라가는데 갑자기 코끝으로 향긋한 느낌이 다가왔어요. 꽃냄새인가 했는데, 저편에 정말로 라일락이 흐드러지게 피어 있는 거 있죠. 아~♪~ 냄새로 행복감을 느끼긴 정말 오랜만이었습니다."

모 대학 음대 교수로 계시는 남자 환자가 진료실에서 속사포처럼 말을 쏟아냈다. 오랫동안 천식을 앓았고 후각까지 잃어야 했던 그에겐 이성을 잃을 만큼 커다란 일임을 바로 알게 되었다. 초등학교 3, 4학년 때 잃어버린 후각이 30년 이상이 지난 며칠 전에 돌아왔다니 얼마나 기뻤을까.

우리는 주변에서 나는 냄새로 몸에 좋고 나쁨을 나눈다. 몸에 나는 향기로 호감, 비호감을 정하기도 한다. 냄새가 삶에 미치는 진정한 가

치는 자연과의 달콤한 만남에서 알게 된다.

　봄날, 속삭이듯 내리던 비가 그친 뒤 흙을 헤치고 올라오는 들풀의
향기에 취해본 적이 있는가. 산에서 마구 뛰어놀다가 배가 출출할 즈

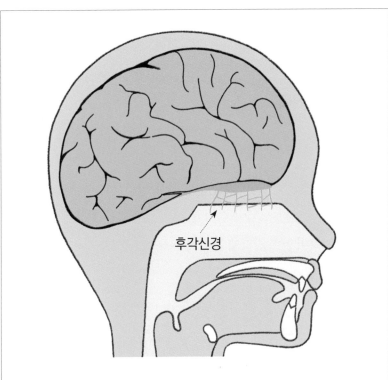

후각신경

후각신경은 코의 윗부분인 코 천장에 위치해 있어, 중력의 영향을 받아 밑
으로 흐르게 되는 염증 분비물은 물론이고, 손가락을 넣어 후비는 것 등으
로도 쉽게 손상되지 않는다. 냄새를 맡으면 즉시 뇌로 전달하는데, 후각장
애는 이 기능을 잃어버린 것이다.

음 저만치 바람결에 실려오는 아까시꽃 향기에 배고픔을 느낀 적이 있는가. 그렇다면 냄새를 맡는 것이 왜 행복인지 알게 될 것이다.

김치찌개를 끓이다가 깜빡 잊고 가보니 냄비가 타고 있는 것을 보고 등골이 오싹했다는 분들이 있다. 음식 맛을 분별하지 못해 짜다 못해 쓰게 먹게 돼, 혈압약을 복용하게 되었다는 분도 있다. 후각장애가 참 많은 문제를 일으킨다.

원인은 비염과 축농증이다. 냄새를 맡는 후각의 감지영역은 코의 가장 윗부분에 있어 부비동이나 코 염증에 영향을 받지 않는다. 후각 감지 부위는 눈물관의 출구보다 위에 있으니 앉거나 서 있는 동안에는 손상될 수가 없다. 염증 분비물들이 닿지 않으니 나빠질 수가 없는 것이다. 그런데 왜 망가지는 것일까?

후각 손상은 영·유아기 시절부터 시작된다. 그때는 눈과 귀, 부비동 그리고 코 자체에서의 청소액 분비가 많다. 청소액은 이름 그대로 안을 청소하는 액체이다. 코안으로 들어온 공기에는 세균과 먼지가 있다. 그 때문에 이를 잡아내기 위해 코안의 피부는 끈적이는 액체를 가진 점막으로 돼 있다. 세균과 먼지는 이 점액에 붙어버린다. 점막에서 떨어져 있는 코안에는 콧물이 묻은 솜털(섬모)이 있어, 점막 근처로 지나가지 않는 공기를 걸러 그 안에 있는 세균과 먼지를 잡아낸다.

이 콧물이 바로 청소액이다. 세균과 먼지를 잡아낸 점액과 솜털의 콧물은 모두 들어온 공기와 같은 방향으로 흘러간다. 콧구멍을 통해 몸 밖으로 나오는 게 아니라, 코안으로 들어가는 것이다. 그런데 목적지가 다르다. 정화된 공기는 기도를 통해 허파로 가지만, 청소액은 식도를 타고 위장으로 들어가 위산에 의해 박멸된다. 위산은 코 청소액이 묻혀온 모든 세균을 죽이는 소각로 역할을 한다.

성인일 경우 하루에 큰 페트병으로 하나인 1.5ℓ 정도의 청소액이 코로 나온다. 그리고 먼지와 세균을 붙잡아 위장으로 들어가 같이 '소각'된다.

영·유아는 세균에 감염될 가능성이 높기에 이 청소액이 더 많이 분비된다. 그런데 코 속의 길이는 성인보다 짧으니, 청소액이 넘쳐나게 된다. 아이가 코감기로 코가 부어서 막히면 콧물을 질질 흘리는 것은 이 때문인 경우가 많다. 이러한 영·유아 중에 태어날 때부터 부비동에 염증을 가진 경우가 많다.

엄마 뱃속에 있을 때 양수가 부비동 등에 들어간 경우이다. 생체 안에 고인 물은 염증을 일으키기 쉽다. 염증은 태어난 후 심해진다. 영·유아는 누워 지내는 시간이 많으니 염증으로 생긴 고름이나 분비물이 위로 흐를 수 있어 염증 때문에 영·유아기에는 고열이 잘 발생한다. 영유아기를 '염증의 질풍노도' 시기라고 하는 것도 이 때문이다. 이러한 염증이 후각세포나 청각세포를 침범하면서 성인이 되면 청력과 후각에 문제가 생길 수 있다.

문제는 한번 무너진 숨길 구조는 자연적으로 복원되지 않는다는 점이다. 세월이 흐르는 만큼 오히려 악화돼버린다. 심한 알러지 체질이

거나, 감기에 자주 걸리거나, 나쁜 환경에 처하게 되면 '발병의 방아쇠'가 강하게 당겨진다.

청력 손실은 TV 소리를 키운다든지, '말귀 못 알아듣는 사오정'으로 놀림 받는 것으로 금방 알아챌 수 있다. 반면 후각 상실은 누군가 이야기해주거나 냄새로 위기에 빠져봐야만 심각성을 자각할 수 있다.

비염과 축농증은 후각 부위의 점막과 신경뿐만 아니라 다른 부위도 손상시킬 수 있다. 문어발식 합병증을 일으킨다. 통뇌법은 숨길을 바로잡아 이러한 염증을 없애준다. 질식돼 있던 후각세포가 살아날 수 있게 해주는 것이다. 가히 난치(難治)라는 질환을 해결해나가는 원인론적 치료법이다.

코뼈가 휘어졌다

—— 비중격천공

"코 가운데에 있는 뼈[鼻中隔, 비중격]가 휘어져 숨쉬기가 어려워져 수술을 네 번 했는데 더 이상은 안 된답디다."

더운 여름 어느 날 걸쭉한 경상도 사투리를 쓰는 남자 환자가 진료실 문을 박차듯이 들어와 큰 소리로 떠들기 시작했다.

"동네 이비인후과, 국내 3대 병원에서 비중격 수술을 하고도 다시 휘었으니 한의원 같은 데서는 못 고치는 거 아닙니까?"

기나긴 치료에 지친 환자분들이 억울했던 지나간 날들의 시간적·금전적·정신적 손실을 말로나마 보상받고 싶어서 던지는 말이었다.

환자의 콧속을 내시경으로 들여다보고 깜짝 놀랐다. 코 중간에 있는 피부에 구멍이 나 있어 코뼈 속의 동굴인 벌집구조의 사골동이 들여다보이는 게 아닌가. 비중격천공(鼻中隔穿孔)이었다. 네 번째로 모 의료원에서 수술을 받은 후에 그렇게 되었다고 했다.

비중격 수술을 자주 하면 비중격에 구멍이 날 수 있다. 요즘에는 코막힘을 고친다고 비중격을 바로잡는 이비인후과 수술과 콧대를 높이는 성형외과 수술을 같이 하는 경우도 있다.

이때 비중격을 둘러싼 일부 피부를 잘라내며 봉합하는데, 반복된 수술이나 소작, 타격, 심한 코파기, 국소비점막 혈관수축제 등에 의해 봉

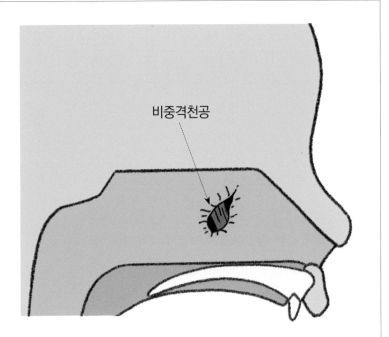

비중격천공

여러 번 비중격 수술을 받았거나 손톱으로 자주 찔러서, 혹은 코점막 수축제를 과도하게 사용해 비중격을 싸고 있는 피부가 뚫리면 비중격이나 사골동 등이 노출되어 염증이 생긴다.

합한 부위가 터져 피고름이 부비동으로 들어가면 그곳도 감염돼 염증이 생긴다. 코의 건조, 폐색, 출혈 등이 발생한다.

비수술 교정법인 비중격 교정술로 휘어진 비중격을 바로 펴주는 시술부터 했다. 3회가 지나자 부비동에 고여 있던 피고름이 쏟아지며 코뼈가 바로잡혀갔다. 염증이 줄어들면 당연히 숨쉬기도 좋아진다. 구조를 정상화함으로써 기능을 회복해준 것이다.

비중격이 휜 것이 문제를 일으켰는데, 그것을 해결하니 다른 것까지도 풀렸다. 비중격이 휘는 원인은 크게 두 가지이다.

첫째, 타박에 의한 변형이다. 콧속을 내진해보면 비중격은 타격이 온 방향의 반대 방향으로 휘거나 깨어져 있다. 깨진 뼈의 연결 면이 톱니 구조를 하고 있다. 어릴 때 넘어져서 변형된 경우에는 언제 타박이 있었는지를 기억하지 못하는 경우도 많았다.

둘째, 부비동에 염증이 차서 좌우 압력 차이로 비중격이 한쪽으로 치우친 경우다. 부비동에는 상악동, 전두동, 사골동, 접형동이 있는데, 코 양쪽에 있는 벌집구조의 사골동과 상악동에 염증이 생기면 좌우 압력 차이로 비중격이 한쪽으로 밀리면서 휘어지게 된다.

비중격 수술을 하다 보면 비중격을 둘러싼 주변 피부가 짧아져 있는 경우가 있다. 이를 구멍이 났다며 '비중격천공'이라 부른다. 천공 부분이 곪으면서 부비동에도 염증이 차게 된다. 이 문제는 비중격을 바로잡아 부비동에 있는 고름을 빼냄으로써 호전시킬 수 있다.

코는 건강 지키는 파수꾼

—— 코는 피해자, 비염은 증상

비염(鼻炎, rhinitis) 때문에 위험해질 수 있는가? 있다.

며칠 전 13만여 곳의 교회로 방송되는 모 기도회의 간증을 들었다. 간증의 주인공은 여자분이었다. 중국에서 태어난 그녀는 초등학교 4학년 때 심한 화상을 입어 피부이식을 포함한 수많은 수술 속에서 살아가고 있었다. 그녀의 사고 이야기는 이러했다.

비염이 심했던 엄마가 아침에 일어나 식사를 준비하던 중, 집 안에 가득 찬 가스 냄새를 맡지 못한 채 가스레인지의 스위치를 돌렸다. 그 순간 폭발사고가 발생했다. 어머니는 즉사하고 그는 95%의 3도 화상을 입었지만 기적적으로 살아났다.

아름다움에 목숨을 걸기도 하는 여자임에도 화상 흉터 가득한 얼굴과 피부로 살면서 보통 사람으로는 상상할 수 없는 믿음을 바탕으로 긍정의 삶을 살고 있었다. 존경스러웠다.

사람 몸의 값은 얼마인가? 없다. 몸은 세상의 어떤 것과도 바꿀 수 없기 때문이다. 거울을 본다. 보이는 대로 눈, 코, 귀, 입, 팔, 다리 등 하나하나에 가격을 매겨본다. 망가진 것이 있다면 한 부위당 얼마를 지불할 것인가 생각해보면서…. 그러나 천문학적인 돈을 퍼부은 첨단 과학도 머리카락 한 올 똑같이 만들지 못하는 것이 현실이다. 몸에는 세상 어느 것으로도 환산할 수 없는 가치가 있다.

비염이 코에 있는 단순한 염증이 아니다. '비극의 방아쇠'로 작용한 다는 것을 임상 현장에서 수없이 봐왔다. 코의 기능을 알고 나면 입이 다물어지지 않을 정도로 놀랍다. 믿어지지 않을 정도로 정교한 방어 기관이기 때문이다. 고성능의 공기정화, 살균, 가습, 제습, 냉난방 기 능을 순식간에 수행해낸다.

12㎝ 길이에 불과한 코의 숨길을 0.25초 만에 지나가는 공기 속의 먼지와 세균의 80% 이상을 걸러주는 것이 코이다. 온도는 33℃ 이 상, 습도는 80%로 조절할 수 있는 '어벤저스'급 능력을 갖추고 있다.

한겨울의 대기 온도가 영하 25℃라면 공기의 온도도 영하 25℃이 다. 이 찬 공기가 코로 들어가 목에 있는 상기도(上氣道)에 도착하면 영상 33℃ 이상으로 올라가 있어야 한다. 영상 31℃ 이하라면 기침과 재채기가 나와 호흡에 지장이 생기기 때문이다.

영하 25℃에서 영상 33℃까지의 온도 차이는 무려 58℃이다. 0.25 초 만에 이렇게 온도를 높일 수 있을까. 이 일을 하기 위해 콧속에 는 다섯 개의 동맥이 들어와 있다. 키셀바흐 플렉서스(Kisselbach plexus)가 그곳이다(277쪽 참조).

습도 5%의 건조한 사막에서 숨을 쉰다면, 상기도로 숨이 들어가는 데 걸리는 0.25초 안에 습도를 80%까지 올려야 한다. 5%에서 80%까지의 차이는 무려 75%포인트다. 이 차이가 얼마나 큰지는 가습기를 작동시켜보면 안다. 가습기로는 동일한 시간에 5%에서 80%의 습도를 얻기 어렵다.

세균과 먼지의 80%를 0.25초 안에 콧물(청소액)에 묻혀 잡아내야 한다. 거미줄에 걸린 날벌레처럼 세균과 먼지를 잡아내 죽음으로 보내는 것이다. 콧물에 묻혀진 세균과 먼지는 솜털(섬모)의 움직임으로 코 안쪽으로 밀려가다가 식도로 미끄러져 들어가 위장에서 pH 1~2인 강산성 위액에 의해 완전 소멸된다. 코 밖으로 흐르는 경우는 코 숨길이 막혔거나 코감기로 심하게 부은 경우다.

콧속에는 폐 감염을 막아주는 미생물이 있다. 장속에 소화·면역 기능에 도움을 주는 유산균이 있는 것처럼 호흡기의 점막에도 폐 감염을 유발하는 인플루엔자 바이러스에 대한 저항성을 높여주는 미생물이 있는 것이다(서울대병원 이비인후과 연구팀 발표 논문 근거).

3000만 마리 이상의 미생물이 코 점막에 존재하는데, 36%로 가장 많은 비중을 차지하는 것이 '표피포도상구균'이다. 이 균은 인플루엔자 바이러스로 인한 폐 감염을 막아준다. 표피포도상구균은 항(抗)바이러스 물질인 '인터페론 람다(interferon-λ)'의 생성을 촉진한다. 이 물질은 바이러스를 직접 사멸시킬 수 있는 인터페론 유도성 유전자

발현을 증가시켜 바이러스가 증식하지 못하도록 한다.

이렇게 강력한 기능을 가진 콧속에 염증이 상존한다면? 답은 자명하다. 염증을 제거해야 한다. 그런데 그 방법을 찾지 못해 오래 고민했고, 장기간 연구에 몰두해 마침내 답을 찾아냈다. 염증의 원인을 알아낸 것이 시작이었다.

비염이 발생해 악화되는 것을 정리하면 이렇다.

① 엄마 자궁에 태아로 있을 때 양수가 부비동에 차거나, 코를 잘못 푸는 습관으로 부비동으로 역류된 염증 분비물이 부비동의 출구를 막아 발생한다.

② 이 때문에 하루 1.5ℓ 정도 나오는 부비동 청소액의 배출이 막혀 염증이 점차 악화되면서 고름이 조금씩 배출된다.

③ 부비동 안은 온도가 36.5℃ 이상이라 모든 것이 부패한다. 이때 관여하는 세균은 우리 체중의 10%를 차지하는 착한 세균(공존세균)이다. 공존세균은 39조 마리로 30조인 인체의 세포보다 많다고 한다. 이 세균의 관여로 생겨난 염증은 독성이 낮은 물컹거리는 백색 염증이다. 그러나 감기 등에 의해 외부에서 나쁜 세균(유해세균)이 들어오면 독성이 높은, 끈적이는 황색이나 녹색 염증으로 변한다.

④ 부비동에 이 염증이 가득 차서 부비동 내 압력이 증가하면, 부비동의 뼈가 사방으로 팽창한다. 특히 중력에 의해 아래쪽으로 심하게 처지게 된다.

⑤ 이때 이 뼈와 서로 고정되어 있는 콧속의 구조물(비중격과 외측연골, 비익연골, 비갑개 등)들도 동시에 처지며 코의 숨길을 막는다.

⑥ 코와 부비동의 청소액인 콧물 약 3ℓ가 세균과 먼지를 끌어안은 채 막힌 통로의 염증화를 촉진한다.

⑦ 염증으로 점막이 부어오르며 코의 숨길이 더욱 좁아진다. 이 악

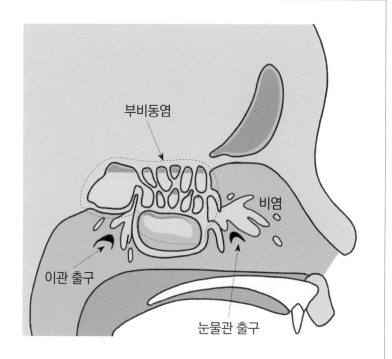

부비동염

비염

이관 출구

눈물관 출구

코의 구조가 망가지면 비염, 부비동염, 중이염. 결막염, 안구건조 등이 쉽게 생긴다.

순환이 계속되면 중이염, 결막염, 각막염, 두통이 발생하고, 구
강호흡과 수면무호흡을 하며 심하면 중풍, 치매, 파킨슨병으로
까지 연결된다.
그런데 비염이 발생하는 다른 원인도 있다. 타박 등에 의해 코뼈
가 함몰되는 경우가 그것이다. 이렇게 되어도 숨길이 막히고 비
염으로 발전한다.

만성 비염은 복잡한 과정을 거쳐 생겨나 자리를 틀고 앉아 평생 사
람을 괴롭힌다. 흘러내리는 부비동 내의 염증 분비물을 타 부위로 전
이시키는 결정적인 매개행위가 양쪽 콧방울을 누르고 푸는 것임도 알
게 되었다. 양쪽 콧방울을 누른 채로 코를 풀거나 부어 있는 코를 풀
게 되면 부비동에서 나온 염증 분비물과 콧물에 갇힌 세균과 먼지들
이 청소액을 공급하는 귀와 눈, 부비동으로 역류돼 중이염, 결막염, 안
구건조증, 부비동염(축농증)을 악화시키거나 유발시킨다.
코는 누차 강조하지만 정교하고 내구성이 강한 방어장치이다. 코
는 끊임없이 호흡하는 인체를 외부로부터 지키는 최전선에 있다. 최
전선을 지키는 국군이 강건해야 안보가 유지된다. 코가 무너지면 예
비군인 편도선이 대응해야 하는데, 사회인으로 구성된 예비군의 전
력은 국군에 비할 바가 아니다. 편도선이 와해되면 민방위대인 성대
가 대응한다.
이런 상황은 적이 우리 영토로 들어왔다는 뜻이다. 훈련이 덜 된 편

도선과 성대가 대응하면 우리 몸은 큰 스트레스를 받는다. 편도선염이 생기고 성대결절이 발생한다. 외부의 적은 폐까지 침투해 더 큰 병을 만들 수 있다. 최전선의 국군의 전력만큼 코의 건강이 중요하다.

코 문제는 부비동, 비중격 등 다른 원인에서 비롯된다는 것을 놓치지 말아야 한다. 원인적인 치료를 시행하면 코는 알아서 자기 능력을 회복한다. 언제 그랬냐는 듯이 우리 몸의 '보디가드'로 되돌아온다. 그래서 필자가 코는 피해자고, 비염은 증상이라고 목소리를 높이는 것이다.

기능은 무죄, 구조는 유죄

─────── **빈코증후군**

20여만 명의 환자를 보았지만 절대 잊을 수 없는 몇몇 환자가 있다. 아주 까칠하게 생긴 남자였다. 생긴 모습도 일반적이지 않았지만, 별난 점은 초진 설문지에 이름 세 글자 이외에는 아무 표시도 하지 않은 점이다.

일반적인 경우라면 환자가 가장 괴로운 점을 강조해서 쓰게 마련이다. 이런 이들은 여러 병원에서 시간과 돈을 들였는데도 치료에 실패한 경우가 대부분이다. 질문도 거기에 준해서 해야 한다.

하나씩 물어보니 답변을 했다. 국내의 3대 병원과 서울 강남의 B한의원, 광고 많이 하는 P한의원 등 여러 곳을 돌아다녔다고 했다. 날아간 돈이 무려 4500만 원이라고도 했다. 한약, 시술, 수술 등 안 해본 게 없단다. 마지막으로 모 병원에서 좌측 코뼈를 모두 제거했는데, 1년 동안은 너무 편해서 완치되었다고 좋아했단다. 그런데 거짓말같이

다시 막혔다고 했다.

갖고 있는 돈을 다 투자했음에도 재발했기에 너무 화가 나고 억울해서 목을 매달았는데, 친구가 발견해 살아났다고 했다. 그래도 억울해 수면제 한 통을 원샷한 적이 있고, 연탄 가스를 마시고 죽으려고도 했지만 주변 사람의 도움으로 목숨을 구했다고 했다.

그제서야 죽을 운명이 아니라는 생각이 들었단다. 크리스천은 아니었지만 하나님이 꼭 그렇게 하게 한 것 같은 생각에 교회에 다니는 집사님께 자초지종을 얘기했더니, 그분이 필자를 소개해주었다는 것이다. 그런데 와서 보니 규모와 시설은 물론이며 의사의 면면(^^)에서 자신이 다녔던 대형 병원과는 비교가 되지 않아 짜증이 확 났다고 했다.

할 말이 없었다. 그의 지적은 사실이니까. 그래도 그는 검사에 응해주었다. 그리고 코 면적을 측정한 검사 결과를 설명하자, 처음으로 내 눈을 바라보았다. 나도 모르게 이런 말을 했다.

"유명해서 온 것이 아니라 소개해서 온 것이라면, 그 또한 하나님의 뜻이 아닐까요. 전 크리스천이라 가볍게 보지 않습니다…."

치료 22회를 경과한 날엔 그가 말했다.

"왜, 유명하지 않으신 거예요? 방송에도 나오시고 많이 알리셔야 저같은 사람이 없을 거 아니에요…."

콧속의 뼈를 모두 잘라냈다는 것은 숨길을 상중하로 나눠주는 날개 모양의 갑개 가운데, 맨 아래에 있는 하비갑개(下鼻甲蓋)를 제거하는 경우가 일반적이다. 그런데 그는 코 상태가 전체적으로 좋지 않았던 데다, 많은 치료와 시술과 수술을 경험하며 생긴 '기대 반, 염려 반'의 예민함까지 더해져 의사에게 부담을 주었던 모양이다.

모 대학병원 담당 과장님이 비갑개 전체를 절제했다는데 그 때문에 그는 '빈코증후군'이라는 부작용이 발생해 있었다. '빈코증후군'은 코가 뚫려 있어도 코로 숨이 안 쉬어지는 것이다.

이 문제를 해결하기 위해 인공구조물을 다시 이식하거나 코를 좁히는 웃지 못할 일이 벌어지고 있다. 비갑개 제거를 통한 코 숨길 구조의 확장은 회복할 수 없는 불가역적 치료기법이니 신중에 신중을 기해야 한다.

빈코증후군(empty nose syndrome)은 염증으로 비대해진 하비갑개나 중비갑개를 절제하는 수술을 했을 때 발생할 수 있다. 중·하비갑개를 과도하게 절제하면 비강 내 공간은 넓어지지만 기류 변화가 발생해 코막힘이 발생한다. 코 점막의 기능 저하로 위축성 변화와 건조가 유발돼 인후염, 모세기관지염, 폐렴, 두통, 수면장애, 피로감, 우울증, 후각장애 등의 부작용이 발생한다. 빈코증후군은 갑개 절제 환자의 약 20%에서 발생한다는 통계도 있다.

필자는 이 책에서 일관되게 인체는 엄청난 역학적 구조를 갖고 있고 첨단과학이 따라잡을 수 없는 놀라운 생명체라고 말해왔다. 수술 부작용으로 발생한 빈코증후군의 비밀을 좀 더 정확히 파악하기 위해 미 항공우주국(NASA) 출신 유체역학 박사인 이도형 한양대 교수님께

고견을 청했다. 의학 전공자들을 위한 책이 아닌 관계로 부득이하게 이 교수님 설명을 요약해 적은 점을 양해해주시기 바란다.

"하비갑개나 중비갑개 중 하나 또는 중·하비갑개를 모두 제거하면 제거한 부분만큼 단면적이 넓어지니 그곳으로 대부분의 유동이 흘러갈 것입니다. 그런데 비갑개는 유동을 빠르게 해주는 유선형화 (streamlining) 기능이 있으니, 이것이 제거되면 흐름에 혼란이 생길 수도 있습니다. 비갑개는 유체가 규칙적이고 일정하게 흐르는 층류

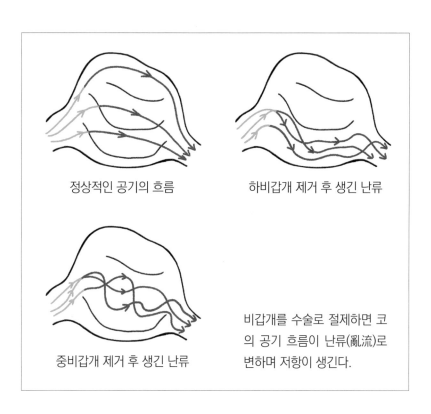

정상적인 공기의 흐름

하비갑개 제거 후 생긴 난류

중비갑개 제거 후 생긴 난류

비갑개를 수술로 절제하면 코의 공기 흐름이 난류(亂流)로 변하며 저항이 생긴다.

(層流)에 도움을 주는데, 이를 제거했으니 유체가 불규칙한 운동을 하면서 흘러가는 난류(亂流)가 일어나는 것입니다. 그 난류로 점막에 마찰 항력이 커지면 숨쉬기가 더 어려워질 수 있다는 예측이 가능해지는 것이지요."

필자가 개발·정립한 통뇌법 중 비골(코뼈) 교정은 비중격을 포함한 코뼈를 정상 상태로 재배치하는 가역적이고 안전한 치료법이다. 여기에 부비동의 염증을 제거해 부비동의 부피를 축소시킴으로써 코의 숨길 전체를 리모델링하는 비강내치요법을 더하면 대부분의 코 문제를 해결할 수 있다. 통뇌법의 치료기법과 응용의 광범위함에 필자도 깜짝 놀랄 때가 자주 있다.

코가 망가지면…

─── 치매와 파킨슨병까지

　　인체 내 순환과 흐름의 변화 가운데 혈관(심장과 뇌)과 호흡(코와 폐)의 변화에 민감한 검사와 치료체계로 특화된 것이 통뇌법이다. 뇌 조직을 포함한 모든 인체 조직은 피와 물의 흐름을 통해 산소와 영양분 등을 공급받기에, 이를 총체적으로 이해하는 것이 매우 중요하다.

　질병은 테러와 같다. 테러는 발생 후 범인을 잡는다 해도 엄청난 인적·물적 피해를 감수해야 한다. 모의 단계에서 제거해야 피해가 적거나 없다. 중풍이라는 병이 그러하다. 중풍은 완전히 막히거나 터지기 전에 알아내야 최상의 치료를 할 수 있다. 필자는 치료에 임할 때마다 성경 말씀을 되새긴다.

　'너는 전략으로 싸우라. 승리는 지략이 많음에 있느니라.' -잠언 24:6

　상대를 정확히 알아야 싸우지 않고 이길 수 있다. 싸움에 들어가면

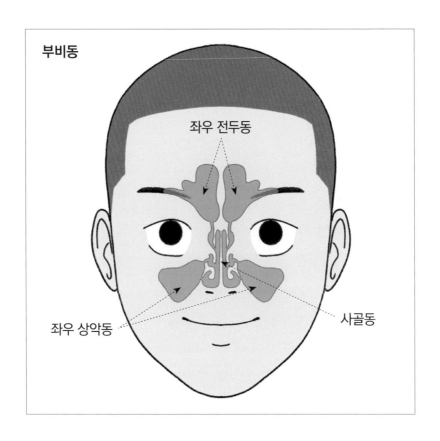

부비동

좌우 전두동

사골동

좌우 상악동

속전속결할 수 있는 시나리오를 찾아내 구사해야 한다. 시간을 줄일수록 고통이 적기 때문이다.

생명의 근원은 호흡에 있다. 우리는 1분에 16회 정도 호흡한다. 4초에 1회꼴이다. 80세를 산다면 7억 회 정도 숨을 쉰다. 이렇게 많은 호흡으로 드나들게 되는 산소와 이산화탄소의 양, 걸러지는 세균과 먼지의 비율이 삶의 질을 결정한다.

호흡은 매우 중요해서 1분만 멈추어도 분당 200만 개의 뇌세포가 죽어나간다. 호흡을 계속하지 못하면 뇌사(腦死)의 위험에 빠진다. 뇌가 죽어가는 동안 인체는 수많은 기능 저하에 직면한다. 호흡곤란은 물론이며 삼키지 못하는 연하(嚥下)장해와 기억상실, 상·하지(팔다리) 마비, 체온 저하, 시력 상실 등이 일어난다.

호흡은 뇌와 뇌간(腦幹)의 중추적인 지배를 받아 정확하게 자동 조절되지만 의외의 빈 구석도 있다. 바로 코의 구조와 기능이다.

"모든 환자의 내면에는 자신만의 의사가 있다." - 슈바이처

진료실에서 입이 닳도록 하는 이야기이다. 코의 통로 길이는 평균 12cm로, 공기가 통과하는 시간은 0.25초(4분의 1초)이다. 이 짧은 시간에 먼지와 세균의 80%를 제거해야 한다. 온도는 33℃ 이상, 습도는 80% 이상이 되어야 한다. 면역체계로서의 코는 공기정화기, 살균기, 에어컨, 히터, 가습기, 제습기, 상하수도 기능을 한 번에 해내는 슈퍼맨이다.

코는 집으로 말하면 현관문이라고 할 수 있다. 현관문이 고장 나면 아무나 들어올 수 있다. 도둑과 강도 등 가족의 생명과 재산을 위협할 수 있는 범죄자뿐만 아니라, 동네 강아지와 고양이도 들어온다. 소음과 먼지, 쓰레기, 낙엽, 전단지 등으로 난장판이 되는 것은 불문가지이다.

코의 구조가 망가진다는 것은 생각만 해도 끔찍하다. 코는 좌우 두 개의 구멍을 갖고 있는데 그 구멍을 구분해주며 코를 지탱해주는 콧

속 중앙의 벽을 비중격(鼻中隔)이라고 한다. 비중격에 외측 연골, 비익연골이 이어져 콧망울이 되고 그 안쪽은 비강(鼻腔)이 된다. 비강은 안으로 들어갈수록 급격히 넓어지면서, 들어온 공기를 상중하로 나누어 통과시키는 갑개(甲蓋)를 만난다.

'코 비(鼻)'자를 붙여 비갑개라고도 하는 갑개들은 코 호흡에 유리하도록 단단한 뼈로 돼 있다. 비중격과 갑개 등 어느 것이든 휘어지고 무너지면 코의 구조가 무너졌다고 말한다.

갑개 좌우와 상하로 비어 있는 뼛속 동굴을 부비동(副鼻洞)이라 부른다. 부비동에 태아 때 양수가 찼거나, 감기 등에 걸렸을 때 코를 마구 풀어서 염증 부산물이 역류되거나, 유전적인 구조 이상 등으로 염증이 차 부어오르면 공기 통로가 막히게 된다. 이러한 코로는 세균과 먼지를 막아내기 어렵다. 방어체계가 기능을 잃은 것이다.

부비동은 얼굴 앞쪽에서 오는 타박, 걷거나 뛰어내릴 때 생기는 충격으로부터 뇌를 보호하는 에어백 역할도 한다. 이러한 부비동에 염증이 차 있으면 크고 작은 충격으로 뇌에 문제가 발생하기 쉽다. 뇌기저 경변(뇌 밑부분이 딱딱해짐)의 숨은 원인이 되기도 한다.

코가 막혔을 때 하는 구강호흡은 차선책일 뿐이다. 입은 음식물을 먹기 위한 최적의 구조로 되어 있기 때문이다. 침은 콧물과 소화액으로 구성되어 있어 먼지와 세균을 상당 부분 잡아주지만, 전공이 씹고 삼키는 일이라 코를 따라가기는 어렵다. 입으로 숨 쉬는 것은 추천할 수 없는, 부득이할 때 하는 생존책이다.

이러한 차선책을 계속 사용하면 부작용이 나온다. 얼굴 모양이 변하는 것이다. 아데노이드 얼굴, 치아 부정렬, 얼굴 커짐, 눈 처짐, 입 돌출, 입술 두꺼워짐 등과 함께 지루성 또는 각질 피부, 여드름 같은 피부 문제 등이 나타난다. 인후두, 편도선, 기관지, 폐도 피해를 보게 된다. 제거되지 않은 먼지와 세균은 물론이고 36.5℃의 온도와 폐가 원하는 100%의 습도를 갖추지 못한 공기가 침범해 각종 염증을 일으키기 때문이다. 인후두염, 편도선염, 임파선염, 기관지염, 천식, 기관지 확장증 등이 발생한다.

입으로 하는 수면무호흡은 만성피로를 발생시켜 낮에 졸리는 주간 기면(晝間嗜眠)이 나타나고 뇌손상으로 생기는 중풍과 파킨슨병, 두통, 치매, 집중력 저하까지 나타날 수 있다.

입도 자야 한다

——— 수면무호흡

"남편이 숨 넘어갈까 봐 무서워 잠을 못 자겠어요."

남편과 각방을 쓴다는 주부가 혼자 상담을 위해 찾아왔다. 금슬 좋기로 평판이 나 있는 부부가 한 방에서 자지 못하게 된 건 3년 전으로 거슬러 올라간다.

"커억 컥~~. 끊어질 듯 이어지는 남편의 숨소리에 이러다가 혹시 죽는 건 아닌가 흔들어 깨워도 보고 옆에 앉아 하얗게 밤을 지새기도 하고…."

눈가에 고인 촉촉한 물기가 남편에 대한 사랑을 대변하는 듯하여 가슴이 짠해졌다.

"모시고 오시죠."

환자의 얼굴은 예상한 대로 크기가 커져 있는 데다 색깔은 시커멓고 안구는 검누레진 상태였다.

"뒷머리는 뻣뻣하고 늘 졸리고요. 부부관계도 영 예전 같지 못하고요…."

치료에 들어갔다. 그리고 치료 20회차가 된 오늘, 진료실 앞에 손을 꼭 잡고 앉아 있는 부부의 모습이 유난히 편해 보인다. 남편은 심뇌혈관질환의 철도에서 이탈하게 된 것이다.

입으로 숨 쉬면 낮에 존다

──── 주간기면증(낮졸림증)

진료실의 문이 슬그머니 열린다. 끌려온 티가 역력한 남학생이다. 뾰로통하면서 우울해 보이는 엄마가 함께 들어왔다.

"제가 너무 힘들어요. 무력하고 처져서 안 아픈 곳이 없고 우울증이 심해지고 있는 것 같아요."

엄마가, 고3보다 무섭다는 중3 아들을 곁눈질하며 한 말이다.

"아이가요, 24시간을 자요. 일주일에 한 번씩 학교 담임 선생님한테서 전화가 와요. '학교에 왔다가라'고요. 학급 아이들이 제 아들 때문에 수업시간에 따라서 너무 많이 잔대요. 당연히 학습 분위기는 최악이고, 다른 학부모들이 학급 성적이 떨어진다며 항의를 빗발치게 한답니다. 선생 못 해먹겠다고 하시더라고요.

그런데 더 미칠 것 같은 게요. 수업시간 내내 잤으면 학원에 가서는 공부해야 되잖아요. 학원 담당 선생님도 수시로 전화를 하세요. 학교에서와 똑같이 내내 잔답니다. '학원을 옮겨보는 게 어떻겠냐?'고 하는데, 정말 자존심이 상해서…. 그런데 집에 와서도 책상 위에 엎드려 계속 자요. 어떻게 사람이 24시간을 잘 수 있어요? 그것도 젊은 애가? 제가 너무 힘들고 우울하고 지치고, 그래요…."

문제는 이 친구가 자율형 사립고에 가고 싶다는 점이었다. 아빠가 회사에서 잘나가는 사람이니, 이 녀석은 저도 그렇게 될 줄 아나 보다. 엄마를 상하좌우로 노려보며 "치치 씨씨" 하는데, 욕 나오기 직전의 입 모양새다. 그럴수록 엄마의 눈꼬리는 더 올라갔다.

밤에는 코로만 숨 쉬어야 한다고 수차례 설명하고 이 아이의 문제 해결책인 통뇌법을 풀어서 설명해주었다. 그리고 치료에 들어갔다. 4개월 뒤 본인이 원하는 사립고에 들어갔다며 엄마와 함께 감사 인사를 하러 왔다.

여자 환자분이 내원했다. 졸음운전으로 5중 추돌사고를 낸 뒤라 심신이 모두 괴로운 상태라고 했다. 원래는 남편의 보호자로 왔던 분이다. 남편은 걸음걸이가 불편했었다. 부인 말을 거의 듣지 않는 전형적인 '옛날 남편'이라 부인은 스트레스를 많이 받았을 텐데, 오히려 이해하려 애쓰는 모습이 존경스러웠다. 그런 그녀가 사고 충격으로 많이 힘들어하는 모습을 보인 것이다.

요양원에서 야간 근무를 마치고 직접 운전을 하여 돌아와 남편을 보살피니 몸이 두 개라도 모자랄 지경이라고 했다. 그녀의 코안 면적을 측정해보고 "수면무호흡은 필수적일 것"이라고 했더니 "그렇다"고 했

수면무호흡증 "옆으로 누워 자라"

"공기유입 단면적 38% 확장"(고려대·서울대 연구팀)

옆으로 누워 자는 게 공기유입량을 증가시켜 수면무호흡 증상을 줄여준다는 사실이 컴퓨터단층촬영(CT) 영상 연구를 통해 처음으로 확인됐다. 바로 누운 자세와 상기도 부분의 단면적이 약 38%가량 확장되는 것으로 분석됐다.

다. 자다가 자기 숨소리에 놀라 깬단다. 수면무호흡으로 피로가 쌓여 낮에 잠이 쏟아지는 주간기면증(晝間嗜眠症)에 걸려 있었다. 주간기면증이 운전 중 사고를 부른다.

운전은 긴장의 연속이다. 빠른 속도로 굴러가는 바퀴가 단 몇 초의 여유도 허락하지 않기 때문이다. 졸음운전이 음주운전보다 더 위험하다는 경고 문구가 도로 곳곳에서 우리를 째려보고 있다. 주간기면증의 원인은 수면무호흡이다. 코에서 시작된 작은 일이 어느덧 몸 전체의 일로 커져가는 모양새다.

수면무호흡은 수면 중 10초 이상 호흡을 멈추는 상태를 일컫는다. 자고 있으니 의식이 없지만, 호흡이 멈추면 죽음의 공포에 빠진다.

인생의 3분의 1을 차지하는 잠, 8시간 동안 벌어진 수면무호흡이 하루 종일의 피로로 이어진다.

우리 몸은 영양소 없이 한 달은 버틸 수 있어도 산소 없이는 1분도 못 견딘다. 뇌세포가 1분에 200만 개씩 죽어나가기 때문이다. 사람은 산소에 매달릴 수밖에 없는 태생적인 '산소바라기'이다. 코 통로가 무너져 병목구간이 생기면 산소유입량이 줄어드니 본능적으로 입을 통해 부족한 산소량을 채우려고 구강호흡을 한다.

밤엔 마시거나 먹지 않고 아침까지 푹 자야 한다. 낮 동안 각종 음식물과 침 등으로 손상된 점막 조직을 복구하라는 뇌의 명령을 받은 심장이 필요한 만큼의 혈액을 입으로 보낸다. 밤에는 입만 다물고 있어도 습도를 100%로 유지하면서 각종 상처를 치유할 수 있다. 그러나 그렇지 못하다면 악순환이 일어난다.

잠자는 동안 습도만 유지하며 보수하느라 바쁜 입이 숨까지 쉬게 되면 건조해지고, 거르지 못한 먼지와 세균들이 기관지를 거쳐 폐로 들어간다. 그 과정에서 구내염, 편도선염, 기관지염, 폐렴, 천식, 기관지 확장증 등의 호흡기질환이 반복된다. 폐로 들어간 먼지와 세균이 심장과 혈액을 교류하는 과정에 섞여 들어가 혈전으로 변한다. 심뇌혈관질환인 중풍과 협심증, 심근경색 등이 발병하는 기전에 대해서는 매스컴을 통해 익히 들었을 테니 모르는 이가 거의 없을 것이다.

낮이 사회생활을 위해 전력투구하는, 우리 몸에 무리가 가더라도 밀어붙이는 '소모의 시간'이라면, 밤은 망가진 몸을 정비하는 '치유의 시간'이다. 겉으로 봐서는 낮이 중요해 보이지만 육체적인 건강은 물론이고 정신적인 건강 측면에서 보면 밤이 훨씬 중요하다. 낮 동안 쌓인 피로를 편안한 꿈의 시간으로 보상받아야 하기 때문이다.

잠은 위대하다. 스스로 고치는 놀라운 복원력이 있기 때문이다. 이 힘을 파괴하는 악당이 수면무호흡이다. 잘만 하면 깨우는 '잠고문'이다. 모자란 잠이 낮 동안의 피로와 졸림으로 다가온다. 물에 젖은 듯한 나른함과 함께 쏟아지는 졸음폭탄인 주간졸림증이 각종 사건 사고와 함께 쳐들어온다.

뉴스에 나오는 대형 교통사고, 작업 중 팔다리를 잃는 절단사고, 엄마를 좌절시키는 아이들의 학습능력 저하의 이면에 구강호흡이 숨어 있다. 통뇌법의 비골(鼻骨) 교정술(코 숨길 3차원 교정법)과 부비동 염증 제거 및 펌핑, 뇌척수관 확장술(추나 3차원 교정술)의 놀라운 조합은 심뇌혈관과 안·이비인후(眼耳鼻咽喉)과 신경계(중추 및 자율신경, 미주신경 등) 문제를 종합적으로 해결하는 방법이다.

2장
나도 남도
괴로운 병

암은 효자를 만들고

중풍은 불효자 만든다

두통의 원인 치료 약은 없다

──── 머릿병의 시작

세계보건기구(WHO)는 두통을 사지(四肢)마비, 치매, 정신 질환과 함께 삶의 질을 떨어뜨리는 4대 질환으로 꼽았다. 필자는 이 중 두 가지를 경험했고 지금도 그 후유증을 겪고 있다. 원인은 극심한 교통사고였다. 이 사고로 팔다리 뼈가 피부 밖으로 터져나온 개방성 압박골절을 당했다.

뼈가 노출되면 세균이 들어가 패혈증에 걸릴 가능성이 높아진다. 실제로 패혈증 우려가 높아 사지를 절단해야 할 것 같다는 진단을 받았다. 회복되어도 걷지 못하고, 의사로의 복귀는 불가능할 것이라고도 했다. 최악이었지만 하나님의 은혜로 기적적으로 회복했다.

하지만 왼쪽 다리는 마비가 풀리지 않아 1년여를 끌고 다녀야 했다. 피눈물 나는 재활 속에서 현재로 돌아왔지만, 그때는 기억하고 싶지 않은 시간들이다.

사고 후 원치 않는 선물로 찾아온 것이 하나 있었다. 두통이었다. 필자는 "두통이 뭐예요?"라고 했던 사람 중의 하나였다. 책에 나온 두통이라는 질환을 이해하려고 무진 애를 썼을 정도로 건강했다. 극심한 머리 통증을 겪으면서 얻은 것은 '고통'이라는 두 글자였다.

두통의 원인을 치료하는 약은 없다. 통증을 느끼지 못하게 하는 진통제만 있다는 것을 아는 의사였기에 더욱 힘들었다. 약으로 안 되는 것을 알기에 '참자'며 지내온 세월이 무려 8년이었다. 이런저런 치료법을 연구하며 환자들을 관찰한 결과, 머리 아픈 증상에도 순서가 있음을 알게 되었다.

두중(頭重, 머리가 무거움) → 두통 → 현기증 → 오심(메스꺼움) → 졸도(일과성)나 중풍.

뇌혈관질환은 두통을 지나치는 경우가 없었다. 유전 성향이 강하면 두통에서 곧바로 현기증이나 오심, 졸도, 중풍으로 진행되는 경우가 있었다. 뇌혈관질환은 두통에서 시작되니, 두통을 해결하지 못하면 그다음도 치료할 수가 없다는 것이 명백해졌다.

기존 치료는 '증상 치료'일 뿐 '원인 치료'가 아닌 것이다. 그래서 두통을 잡고 들어갔다. 우리가 평생 두통에게 쫓겨다니는 것은 원인을 모르기 때문이다. 원인을 모르니 고치지 못하고, 고치지 못하니까 죽는 날까지 시달리는 것이다.

두통의 원인 탐구를 시작해보자. 두통은 의학적 관점에 의해 1차성과 2차성 두통으로 나누어진다. 1차성 두통은 원인불명의 두통이다.

편두통, 긴장성두통, 자율신경성두통 등이 있다. 2차성 두통은 특별한 원인이 있는 두통이다. 주로 뇌출혈이나 뇌종양, 뇌막염 등에 의해 발생하는 두통을 가리킨다. 50대 이후 갑자기 발생하는데, 이전에 경험하지 못한 극심한 통증이 온다. 의식혼미와 언어장애 등을 동반하기도 한다.

이러한 분류는 성공적이다. 그런데 치료 성과가 엉망인 것은 무슨 이유인가. 원인을 모르는 1차성 두통과 원인을 아는 2차성 두통 가운데 원인 치료가 되는 것은 뇌종양과 뇌막염 정도에 불과하다. 나머지는 달의 반대편처럼 미지(未知)의 영역에 있다. 현대 의학의 관점에서 보면 그렇다. 그러나 원인 없는 두통은 없다. 원인을 모르는 두통이 있을 뿐이다.

뇌의 평균 무게는 약 1400g이다. 뇌는 150cc쯤 되는 물인 뇌척수액 위에 떠 있다. 그 때문에 부력(浮力)이 생겨, 뇌는 가해지는 충격을 35분의 1(약 3%)로 줄여서 받을 수 있다. 프로 레슬러 김일 선수가 박치기를 해도 멀쩡히 싸울 수 있었던 것은 이 부력이 좋았기 때문일 것이다.

뇌혈관은 전체 혈관의 약 2%에 불과하지만 몸 전체 혈액량의 약 15%와 산소와 포도당의 약 25%를 소모한다. 뇌는 매우 소모적인 장기인 것이다. 뇌가 대사를 하기 위한 에너지원을 많이 필요로 하는 이유는 무엇일까. 한마디로 일을 많이 하기 때문이다.

사고, 언어, 기억, 청각, 감각 행동의 중추인 대뇌는 생각을 조합하고 복잡한 일을 해결하는 사령부 같은 곳이다. 소뇌는 조화로운 동작을 위해 반사와 평형 유지 등의 기능을 수행한다. 뇌는 심장과 더불어 생명을 유지하는 소중한 존재이며 '살아 있음'의 시작과 끝이다. 따라서 자신을 보호하기 위해 온갖 방어장치로 중무장해 있다.

작은 가시에 찔려도 난리를 치는데 가장 핵심부위인 뇌와 그 방어 시스템인 머리가 아파 지르는 비명을 방치하는 것은 이해가 되지 않았다.

1차성 두통의 원인을 찾기 위해 8년을 방황한 필자에게 서광을 비춘 것은 아이러니컬하게도 최초의 의학서적인 『황제내경』이었다. 이 책에는 '막히면 아프다'는 '불통즉통(不通卽痛)'이란 문구가 있다.

필자가 환자들 앞에서 보여주는 통증 체험이 있다. 다섯 손가락 중 하나만 누르고 물어본다. "어느 손가락이 아프냐?"고. 열이면 열, 어이없어하며 웃는다. 눌린 손가락이 아프기 때문이다.

눌리고 있으면 혈액과 신경순환이 방해를 받는데, 이를 해결하라는 사인이 통증이다. 이대로 놔두면 손가락이 위험 속으로 빠져든다는 것을 뇌가 알고 있다는 뜻이기도 하다. 진행은 대개 다음의 순서로 일어난다.

아픔 → 저림 → 무감각 → 썩어들어감 → 절단이나 패혈증 → 사망.

아픔의 끝이 사망이기에 살아 있는 모든 것들은 아픔을 싫어한다. 아프다고 느끼는 감각은 위험을 알려주는 사이렌인 것이다. 정상 조직에는 통증을 느끼는 감각신경이 존재하기에 문제가 생기면 반드시 통증으로 이 사실을 알리려고 애쓴다. 한센병처럼 감각을 느끼지 못하는 병은 매우 드물다.

통증의 원인을 MRI나 CT로 찾으려다 못 찾으면 대개 이렇게 말한다. "큰 문제가 없네요"라고. 위로가 되는 이야기임은 분명하지만 필자의 귀에는 정답으로 들리지는 않는다.

뇌 조직 자체에는 아픔을 느끼는 감각인 통각(痛覺)신경이 없기 때문이다. 머리에서의 통증은 두개골막이나 혈관벽, 뇌신경, 부비동, 근육처럼 통증에 민감한 조직이 충격이나 자극을 받아야 느껴진다.

레고 블럭으로 다양하고 신기한 조형물을 쌓을 수 있다. 그와 마찬가지로 기존의 검사기기 조합에 최고 전문가의 식견을 덧입힌 '질병 맞춤형 검진 시스템'이 있어야 한다. 통증을 없애려면 병목구간을 없애야 한다. 통뇌법 검사체계는 진료 현장에 무게중심을 맞춘 프로그램이다. 이 치료법 덕분에 필자도 두통을 끊어낼 수 있었다.

'든보잡' 쌍욕 신공

중풍(뇌출혈 1)

　　전측두부(前側頭部)라고 하는 좌측 앞쪽 머리뼈가 함몰된 38세 남자 환자가 내원했다. 뇌출혈(cerebral hemorrhage)을 당한 이였다. 초점 없는 눈과 멍한 표정으로 묻는 말에는 답이 없었다. 무관심한 듯 앞만 보던 그가 번뜩이는 눈으로 나를 쏘아보며 소리쳤다.

　　"너 같은 X은 뼈를 갈아서 경찰서 밑에 묻어버려야 해."

　　생전 처음 보는 내게 '든보잡 쌍욕 신공'을 퍼붓기 시작했다. 보호자는 어찌할 바를 몰라 발만 동동 굴렀다. 나는 웃고 있었다. 외상이든 중풍 탓이든 전측두부가 손상된 이는 욕설이나 거친 행동을 동반하는 경우가 흔하기 때문이었다. 보호자를 통해 들은 상세한 발병 과정은 이러했다.

　　업무차 서울~부산을 일주일에 3, 4회씩 오르내리는 그가 부산에서 지하철을 타기 위해 내려가는 에스컬레이터를 탔다가 정신을 잃고 넘

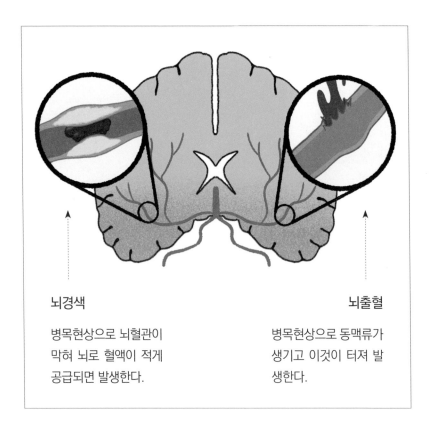

뇌경색

병목현상으로 뇌혈관이
막혀 뇌로 혈액이 적게
공급되면 발생한다.

뇌출혈

병목현상으로 동맥류가
생기고 이것이 터져 발
생한다.

어졌다. 가파른 경사 탓에 두 번 굴렀고 그때마다 에스컬레이터의 계
단 끝에 왼쪽 전측두부가 찍혔다.

에스컬레이터의 계단 끝이 얼마나 날카로운지 한 번쯤 눈여겨보시
기 바란다. 그가 실려간 병원은 깨어진 그의 머리뼈는 냉동실에 넣어
두고, 대신 티타늄 합금으로 임시 봉합했다고 한다.

전측두부가 찢어지고 임시 봉합을 할 때 왼쪽 대뇌를 많이 드러낼 수밖에 없었다. 그리고 그는 부인과 아이들, 통장 내역 등에 대한 기억을 함께 잃어버렸다. 6회 치료를 했을 때 그가 나를 놀라게 했다.

"제가 선생님께 욕을 많이 했다면서요."

놀라운 감사였다. 이러한 감사를 들을 수 있는 직업이 세상 어디에 또 있을까 싶다.

머릿속 어혈 제거

―――― ## 중풍(뇌출혈 2)

대기업 임원을 하고 퇴직한 분의 치료 후기를 받아 읽어본 적이 있다. 퇴직 후 남미에서 스페인까지 70여 일을 여행하고 돌아왔다고 했다. 여행 후반기부터 몸 오른쪽에 약간씩 이상한 느낌이 있어 여행을 오래했기에 '피곤해서인가 보다' 하며 대수롭지 않게 여겼다. 그런데 귀국해서도 그 증상이 없어지지 않았다. 오히려 심해지고 마비 증상이 왔다.

대학병원 응급실로 입원해 검사해보니 "2, 3개월 전부터 뇌출혈이 진행되었다"며 바로 뇌수술을 해야 한다고 했다. 주치의와 상담하며 원인을 추론해보니 남미에서 승용차에 탈 때 문짝에 머리를 심하게 부딪친 것이 떠올랐다. 고산지대에 갔을 때 고산증 예방약을 먹은 것도 떠올랐다고 했다.

뇌수술 후 다시 검사해보니 머리 안으로 출혈된 피의 60%는 제거

되고 응고가 진행된 40% 정도는 남아 있었다. 주치의는 응고돼 남아 있는 피(어혈)가 체내로 흡수가 되지 않으면 재수술을 해야 한다고 했다. 한 번도 아니고 두 번씩이나 뇌수술을 해야 한다니 앞이 깜깜했다. 그는 이렇게 써놓았다.

'뇌에 남아 있는 어혈을 빨리 제거할 수 있는 방법을 생각하다 전에 뇌졸중을 예방하기 위해 다녔던 한의원이 생각나, 방문해서 원장 선생님과 상의를 하였다. 뇌수술을 마친 직후라 치료를 받는 것이 무리가 될까 걱정도 됐지만, 원장님의 설명을 듣고 검사 후 치료를 받았다. 검사에서는 다친 쪽과 반대쪽의 뇌혈액량이 심하게 불균형을 이루고 있는 것이 발견되었다.

치료를 진행하자 머리가 한결 맑아지는 것을 느낄 수 있었다. 뇌혈액량도 많이 개선되었다. 2주일 동안 6회 치료 후 검사를 하니 좌우가 거의 비슷해진 것을 볼 수 있었다. 그래서 치료 횟수를 줄이며 한 달을 치료하였다. 경과를 보기 위해 대학병원에 가서 검사해보니 뇌에 남아 있던 피가 40%에서 10%로, 30%포인트가량 줄었다는 결과가 나왔다. 의사 선생님도 빨리 회복되고 있다고 반가워하시며 조심하며 일상생활을 해도 된다고 했다.

몇 개월 사이에 일어난 일들을 되돌아본다. 뇌출혈 중에도 여행을 무사히 마칠 수 있었던 것이 고맙고, 뇌수술 후 빨리 회복시켜주신 원장님이 고맙다. 하나님께도 감사한다. 하나님께 매일 감사하며 살고 있다. 2010○년 ○월 ○○일'

골든타임이 있다

──── 중풍(뇌경색 1)

개업 첫날 맞은 환자가 중풍 환자였고, 30여 년이 지난 지금도 환자의 대부분이 그들이다. 평균수명이 60세도 되지 못하던 시절이 엊그제인데, 순식간에 여든을 넘긴 어른이 경로당에서 물심부름하는 시대로 변모했다. 그런데도 '중풍은 치명적인 질환'이라는 인식은 바뀌지 않았다.

중풍은 혁명적인 발전을 거듭하는 의학과 과학이 해결할 수 없는 난공불락의 질환인가. 필자의 대답은 단연코 "No"이다.

잘못된 상식이 병을 키운다. 중풍도 예외가 될 수 없다. 중풍 위험군(群) 환자들이 갖고 있는 잘못된 정보가 올바른 치료를 방해한다. 건강을 지키기 위해선 본인의 질병이 어떠한 특성을 갖고 있는지 살피는 게 중요하다.

중풍에 대한 오해들을 문답식으로 풀어봤다.

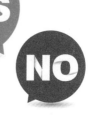

- 중풍은 노인에게만 온다.

"**No.** 젊은 중풍이 더욱 치명적이다."

- 중풍은 운동하면 오지 않는다.

"**No.** 운동을 해도 올 수 있다. 마른 중풍도 있다."

- 중풍은 한번 오면 다시 오지 않는다.

"**No.** 중풍은 일반적으로 3회가 진행된다."

- MRI와 CT 등으로 검사했는데, 이상이 없다고 해서 문제가 없다고 생각한다.

"**No.** 대부분의 경우 중풍은 발생한 후 비로소 검사상 확진이 나오는 경우가 많다(발생하기 전에는 문제가 없다고 한다)."

"급한 상담전화"라며 데스크 직원이 재촉해댄다. 3개월 전에 왔던 모 환자분의 따님이었다. 그의 어머님이 2주 전에 의식을 잃고 쓰러져 분당 모 병원 집중치료실에 있다고 했다. 어렵게 의식은 돌아왔지만 마비 상태에서 이상한 동작을 반복한다는 것이었다.

손가락으로 허공에 대고 네모 표시를 계속 그린다는 것이었다. 3일간 눈 깜박임 신호(1회는 예, 2회는 아니오)로 그 뜻을 확인해본 결과, 그 기호는 ㅁ자고 머리앤코를 가리킨다는 것을 알고 급히 전화했다는 것이었다.

일전에 그분이 내원했을 때 다양한 검사와 설명으로 중풍 최고위험군이니 당장 치료할 것을 권유했었다. 보호자인 따님도 "요즘 들어 엄마가 자주 한쪽으로 넘어지고, 기억이 깜빡거리는 데다, 손에 든 물건도 떨어뜨리세요"라며 바로 치료를 시작하겠다고 했다.

그런데 환자 본인이 진료실을 박차고 나갔었다. "나이가 들면 원래 그런 거야"라고 소리치며 나갔었다.

전화를 받았지만 해줄 수 있는 것이 없었다.

"치료의 골든타임을 놓쳤습니다. 환자분이 저희 병원에 오실 수도 없고, 그 병원이 저와 모든 장비를 집중치료실 안에 들여보내줄 리도 없고, 당연히 치료도 허락하지 않겠지요. 현재로서는 기다릴 수밖에요…."

산다는 것은 선택의 연속이다. 하지만 뇌혈관질환에서는 선택의 결과가 너무 극단적이다. 삶과 죽음, 정상과 비정상.

2200여 년 전에 나온 중국 최초의 의학서 『황제내경』에는 '이미 병든 후에 치료하지 말고 병들기 전에 치료하라'는 '불치이병 치미병(不治已病 治未病)'이라는 경구가 있다. 중국 춘추시대의 명의로 유명한 편작(扁鵲)은 『난경(難經)』에서 이를 '명의는 병들기 전에 치료하고, 보통 의사는 병든 후 치료한다'는 뜻으로 '상공치미병 중공치이병(上工治未病 中工治已病)'이라고 받았다.

발병 전과 후, 치료 타이밍을 어디에 두는가에 따라 의사의 등급이 달라진다. 치료의 승부수는 빠른 진단에 있다. 『손자병법』에 '적을 알고 나를 알면 백 번을 싸워도 위태롭지 않다'는 '지피지기 백전불태(知彼知己 百戰不殆)'가 있다. 병을 알고 미리 대처하면 위험을 피해

갈 수 있다.

중풍으로 쓰러진 경우, 응급대처를 통해 후유증을 최소화할 수 있는 첫 치료까지의 시간을 골든타임이라고 일컫는다. 일반적으로는 쓰러진 때로부터 3시간 정도이다.

필자가 말하고자 하는 골든타임은 관점이 다르다. 중풍으로 쓰러지기 전과 후의 순간을 미세하게 쪼개어본다면, 그 시간은 0.1초도 안 된다. 쓰러지는 그 0.1초 전에 선제적으로 치료할 수 있다면 중풍은 아무것도 아닌 질병이 될 수 있다는 것이다.

통뇌법은 중풍을 '먼저 발견해 먼저 쏘는' 저격수이다. 저격이 성과를 올리는 데는 격전보다 효과적이라는 것은 두말할 것도 없다. 필자는 30여 년 동안 이러한 진료체계를 만들기 위해 분투해왔고 목표에 거의 도달했다.

손자는 '싸우지 않고 적을 이기는 것'이 최선이라며 '부전이굴인지병 선지선자야(不戰而屈人之兵, 善之善者也)'라고 했다. 중풍으로 쓰러진 다음에 격전을 치러 '약간의 회복'을 하지 말자. 중풍으로 쓰러지기 전에 저격을 해 아예 테러(중풍)를 없애버리자는 것이다.

미국은 수백㎞ 우주에 떠 있는 첩보위성과 상공 20㎞를 체공하는 무인기, 그리고 정찰드론으로 안면인식까지 해가면서 테러리스트를 제거하고 있다. 그들이 테러를 하기 전에 핀 포인트 저격으로 그들을 제거해버리는 것이다. 작전이 완료된 뒤에는 DNA 검사 키트로 미국이 목표로 삼은 테러리스트가 맞는지 확인까지 하고 있다.

반(反)테러전에 첨단과학이 동원되는데 사람 살리는 중풍 치료의 진보는 느려터져 보인다. MRI와 CT에만 의존하기 때문에 늦는 것이다.

현대의학 체계 중 최고의 신뢰성을 갖춘 검사는 MRI와 CT를 통해 한다. 최고가인 MRI는 뇌경색, CT는 뇌출혈에 특화되어 있다. 하지만 이들도 중풍의 발병 가능성이나 발병 시기에 대해서는 깜깜이다. 왜 그럴까.

MRI로는 뇌혈관 협착과 꽈리(동맥류), CT는 뇌혈관 출혈을 신속히 파악할 수 있지만, 이를 찾아냈다고 해서 어느 때에 중풍이 온다고 특정하지 못하기 때문이다. 그러하니 예방도 하지 못한다. 현상 유지라는 목표를 위해 처방약 '한 주먹'을 쥐어줄 뿐이다. 환자들도 한마디 한다.

"약 먹다 죽겠다."

맞는 소리다. 약 성분끼리 충돌이 나서 발생하는 부작용이 많다는 사실을 아는 이들이 늘어가고 있다. 현상 유지를 목표로 삼는 치료 풍조에는 기존의 검진체계에 대한 맹목적 의존이 깔려 있다. 이것이 '35분마다 한 명 사망'이라는 단일 질환 최대 사망률 1위의 오명을 중풍에 선사하게 된 이유기도 하다.

불효자를 만드는 병

────── **중풍 (뇌경색 2)**

진료실에서 휠체어를 탄 반신마비의 노년 중풍 환자와 그분의 자녀들을 상대로 검사 결과를 설명하고 상담할 때였다. 오래 씻지 않았는지 환자의 몸에서 냄새가 많이 났다. 모른 척하고 설명에 열중하고 있었는데 아들이 이렇게 내뱉었다.

"이 ○○놈의 늙은이 뒈지지도 않는다니까!"

깜짝 놀랐는데, 의사를 하다 보면 가끔은 겪는 일이기도 하다.

어제 지인이 암으로 유명을 달리했다. 40세에 걸린 간암이 온몸에 퍼져 1년여 투병 끝에 하늘로 떠나갔다. 그를 위해 해줄 수 있는 것은 생각날 때마다 기도하는 것 외에는 없다는 현실이 늘 가슴 아팠다.

20여 년 전 그는 부모가 이혼하는 아픔을 겪었다. 그리고 새어머니를 맞은 아버지 집에서 살았다.

투병 중 그는 20여 년간 보지 못했던 생모를 만나 친어머니 품에

안겨 세상을 떴다. 아버지는 크리스천이 되도록 인도하는 축복을 주고 떠났다.

중풍은 가족을 찢어놓지만 암은 가족을 결합시키기도 한다. 암은 효자를 만들지만, 중풍은 불효자를 낳는다.

중풍은 구미호처럼 사람을 헷갈리게 만든다. 삼세번의 특징을 갖는 경우가 많기 때문이다. 1회차에서는 대부분 많이 회복된다. 건강을 거의 회복하기 때문에 재발하지 않을 것처럼 보인다. 그리고 다시 걸리는데, 2회차에서는 어딘가를 못 쓰게 된다. 3회차가 되면 여기보다는 천국으로 가기를 소망한다.

이러한 과정 없이 바로 심각해지는 환자도 있다.

언제 회복될지, 언제 돌아가실지를 모르는 지긋지긋한 병이 중풍이다. 중풍 환자분이 이런 말을 해준 적이 있다.

"중풍 걸리기 전에는 이런 병 걸리면 죽어버려야지 그랬는데, 지금은 살고 싶어요. 막상 중풍으로 쓰러져보니 힘들어하는 식구들 볼 때마다 죽고 싶은데, 죽을 수 있는 능력조차도 없네요…."

중풍은 누군가의 곁에 너무 오래 있을까 봐 두려워하는 '시간에의 이질감'을 선사한다. 중풍의 삶에는 '언제'라는 단어가 없기 때문이다. 중풍 든 남편을 26년이나 간병해온 천사의 얼굴을 지닌 여 권사님이 떠오른다.

항상 단정하지만 슬픈 모습을 지닌 그분은 남편이 돌아가시고 나서야 마음 놓고 밝게 웃으셨다. 편안한 얼굴을 보여주신 것이다.

긴 병에는 효자가 없다. 인생은 풀기 어려운 숙제들과 함께하는 길이다. 30여 년을 중풍 전문 의사로서 살아오면서 늘 하는 기도가 있다.

"오래 살기보다는 죽는 순간까지 누군가의 짐이 되지 않게 해주소서."

지나친 운동이…

──────── 마른 중풍 1

　　　　혈액이 우리 몸 전체를 한 바퀴 도는
데 걸리는 시간은 평균 45초이고, 전체 혈관의
길이는 12만㎞이다. 이 먼 길을 혈액이 정해
진 시간(45초) 안에 돌리면 여러 가지 협력
체계가 필요하다.

　심장이 혈액을 뿜어낼 때 말초혈관은 열
린다. 피가 쉽게 흐르게 하기 위해서다.

　경동맥(頸動脈)이 위로 갈수록 가늘어지는 원뿔 구조인 이유는
머리로 혈액이 올라갈수록 중력 때문에 압력이 떨어지는 것을 역학적
으로 보정하기 위해서다. 베르누이 효과를 노린 것이다. 발쪽으로
밀어낸 혈액이 심장으로 되돌아올 때는 다리 근육(특히 종아리)의
짜주는 힘이 큰 도움이 된다.

혈액 내부로 들어가보면 더 놀라운 협력체계가 있음을 알게 된다. LDL(low density lipoprotein, 저밀도 지질단백질)과 HDL(high density lipoprotein, 고밀도 지질단백질)이 있다. 저밀도 지질단백질인 LDL이 하는 일은 쉽게 설명하면 '혈액에 기름(윤활유)을 칠하는 것'이다.

혈액에 있는 영양물질은 동맥으로, 쓰레기는 정맥으로 순환한다(그러나 폐를 오가는 동맥과 정맥은 반대로 기능한다). 첨가물인 영양물질 때문에 혈액은 끈적거린다. 혈액은 각종 장기와 근육을 통과하기 때문에 방해도 받는다. 따라서 혈관에는 혈액이 잘 흐르도록 미끄러짐을 증가시키는 '기름칠'이 필요하다. LDL이 바로 그 일을 한다.

고밀도 지질단백질인 HDL은 '혈액에 많아진 기름을 닦아내는 일'을 한다고 보면 된다. LDL과 반대의 일을 하는 것이다. 주방용 세제라고 이해하면 쉽겠다.

조리용 팬으로 부침이나 튀김을 하기 위해 칠하는 식용유가 LDL이고, 부침이나 튀김을 한 뒤 기름으로 지저분해진 팬을 닦아주는 세제가 HDL이다.

과유불급(過猶不及). 지나친 것은 부족함만 못하다. 일반적인 중풍은 운동 부족이나 영양 과잉, 고민 과잉 등으로 혈액순환 정체현상이 발생해 일어난다. 영양 과잉 등으로 혈액에 기름기가 많아지는데 LDL까지 합세하여 동맥경화가 진행된다.

마른 중풍은 반대의 과정을 거친다. 과도한 운동으로 호흡이 가빠지고 땀이 지나치게 배출되면 수분이 부족해져 혈액량이 감소된다. 혈액은 90% 정도가 수분으로 돼 있기 때문이다. 특히 혈액의 약 55%를 차지하는 혈장의 감소는 곧바로 혈액순환 장애로 이어져 고혈압, 심장마비, 중풍에 걸릴 위험이 커진다.

혈액의 수분 감소는 LDL이 증가된 것과 같은 효과를 일으킨다. 혈액이 끈적해진다는 말이다. 이것이 바로 마른 중풍이다.

운동 과잉이 초래한 진행성 중풍

———— **마른 중풍 2**

　　30여 년의 임상 경험을 종합해보면 중풍은 1회차 발병 후 3주에서 3개월 내에 내원하지 않으면 어려운 상황을 맞게 된다. 하지만 대형병원에 입원했다가 3개월이 지나서 오는 경우가 대부분이다.

　　뇌혈관이 막히거나 터지면 해당 부위의 기능이 셧다운된다. 통뇌법으로 회복시키는 것도 한계가 있다. 사고 전 모습으로 되돌아가기만 하면 대박이다.

　　중풍은 미리 찾아내면 겁먹을 필요가 없는 질환이다. 하지만 MRI, MRA나 CT에만 의지하는 현 상황에서는 답이 없어 보인다. 중풍은 발병하는 순간 모든 것이 끝나게 되는 경우가 많기 때문이다. 사망하거나 사망보다 더 잔인한 후유장애를 일으킬 수 있다.

　　전사자보다 더 고통받는 이가 상이군인일 수 있는데, 중풍 환자들이 그렇다. 몰라서 그렇지 중풍은 결코 난치병이 아니다.

마른 중풍이 있다. 아주 깐깐하게 생긴 남자 환자분이 진료실 문을 활짝 열어놓은 채 들어오셨다. 방금 잡혀 올라온 문어처럼 휘청거리는 게 당장이라도 넘어질 것 같다. 순간적으로 '술을 드셨나'란 생각이 들었다.

음주 환자는 의료사고로 이어질 수 있기에 다가가서 냄새를 맡아보았다. 술 냄새는 전혀 나지 않았다. 팔과 목의 근육이 발달되어 있는 걸 보니 평소 운동을 많이 한 사람이 분명했다.

"어디가 불편해서 오셨는지요?"

짜증 가득한 인상에 혀가 꼬여 발음이 엉망인 그가 대답했다.

"그저께부터 갑자기 말이 잘 안 나오고 혀가 이상해요. 걸음도 꼭 술 취한 사람 같고…. 분당의 모 대학병원에 갔는데 검사해도 이유를 잘 모르겠대요. 특히 왼쪽에 힘이 없어 그쪽으로 넘어지려 하는데 왜 그러는 겁니까?"

"운동을 많이 하시나 봐요. 몸에 근육도 많고 군살이 없네요."

"하루에 6, 7시간씩 운동해요. 아침마다 산에 올라가 운동을 하고 매일 마라톤 10㎞를 뜁니다. 지는 걸 싫어해서 누가 역기를 50개 들면 저는 70개를 들어요. 줄넘기도 배드민턴도 무조건 다른 사람보다 더 많이 했지요."

"뇌경색이 진행되는 중이라고 보입니다."

"운동을 이렇게 많이 하는데 무슨 놈의 중풍…."

"뇌경색은 뇌에 혈액 공급이 제대로 안 되기 때문에 생깁니다. 운동 부족이나 당뇨 등 여러 요인으로 혈관에 질 나쁜 기름이 많아질 때 더욱 쉽게 발생하지만, 선생님은 특별한 경우인 것으로 보입니다. 운동이 지나치면 팔다리 등에 있는 근육으로 혈액이 많이 보내져 뇌로 가는 혈액 공급량이 상대적으로 부족해집니다. 허혈, 즉 피가 부족한 상태가 되는 것이지요.

꽹장히 드문 경우예요. 원래 중풍은 중간급 이상의 뇌혈관에서 문제가 발생해야 검사로 드러나기 때문에 늦게 알게 되는 경우가 많습니다. 진행 중인 중풍을 알아내기가 그만큼 어려운 거지요. 하지만 우리는 중풍을 판정할 때 MRI나 CT보다 우선하는 진찰과 검사의 기준이 있습니다."

진료를 시작할 때에는 초점이 흐리긴 해도 꽤나 매서웠던 눈빛이 다소곳해졌다. 여기 오기 전에 지인에게 중풍 분야의 최고 전문가란 소개를 받았단다. 이런 유형의 까다로운 환자들을 대할 때엔 천군만마와 같은 지원사격을 받는 느낌이다.

그분 얼굴의 특징적 변화로는 눈꺼풀이 내려앉았고 눈동자가 풀어져 보이며, 입술은 암적색에 검은 줄이 많았다. 얼굴도 붉어져 있고, 혀는 암적색으로 얼룩이 많고, 씹힌 자국도 많이 나 있었다.

3회 치료를 진행한 날, 그가 말문을 열었다. 왼쪽 몸의 마비감이 거의 풀렸단다. 대세는 뚜렷한 회복세! 7회차 때는 전체적인 증상이 사라졌다고 했다. 제자리 회전 때에만 약간 흔들릴 뿐이었다.

칼날같이 고지식해 보이던 얼굴에서 미소가 번져 나왔다. 치료가 종료되던 날, 앞으로의 결심이라고 이야기했다.

"운동은 3시간 이상 절대 하지 않을 겁니다. 성격도 느긋하게 만들고 남을 이기려고 무리하지 않을 거고요."

'그럼요. 경쟁하지 마시고 마음을 편하게 잡숫는 게 좋습니다.'

이심전심, 나는 웃으며 속말을 했다. 몸의 병은 마음의 병과 같이 온다.

운동 과잉으로 근육으로 가는 혈액량이 지나치게 많아지면 반대로 뇌로 올라가는 혈액량은 줄어든다. 거기에 호흡이 빨라지고 땀 배출도 지나치게 되면 혈액이 끈적해진다. 뇌로 가는 혈액량이 정상치 이하로 떨어지면, 뇌혈관의 허혈성 변화를 동반한 진행성 중풍이 일어난다.

중풍에는 나이가 없다

젊은 중풍

분당에서 진료할 때였다. 바싹 마른 30대 초반의 엄마가 두 살, 네 살 된 오누이를 데리고 내원했다. 기름기 한 점 없는 초췌한 얼굴과 힘겨운 세월을 살았음을 알려주는 지친 목소리가 인상적이었다.

"남편이 공군 정비담당 부사관이었어요. 6개월 전인 토요일 저녁 10시경에 남편이 집에 들어와 피곤하다며 라면을 끓여달라는 거예요. 음식을 식탁에 올려놓고 저는 아이들과의 전쟁에 지쳐 잠이 들었어요. 다음 날 거실로 나왔더니….."

남편이 라면을 입에 머금은 채 다른 세상으로 떠나 있었다는 것이다. 충격으로 두 달 이상 식사를 못 했다고 했다. 그렇게 바싹 마르게 된 것이다. 지지고 볶고 싸워도 '옆에 있어야 할 사람'은 거기 있는 것이 낫다.

대학병원에서 의료 사고로 남편을 잃은 모 극장의 여성 대표는 필자에게 치료를 받으며 이렇게 넋두리를 하곤 했다.

"그에게 빨리 가고 싶어요. 무덤 옆자리를 비워놓고 죽을 날만 기다려요….."

필자는 1992년에 겪었던 교통사고 사진을 보여주면서 죽었다 살아나며 보았던 천국 얘기를 해주었다. 천국이 얼마나 아름답고 그곳에 있는 사람들이 얼마나 편안한 얼굴로 살고 있는지 설명한 것이다. 지옥은 완전히 반대, 처절했다는 것도 말해주었다. 그리고 이렇게 덧붙였다.

"대표님이 그토록 사랑한 그분은 반드시 천국 사람일 겁니다. 그분께서는 욕심 구덩이인 이 세상에 남아 있는 대표님을 걱정하고 계실 겁니다. 살아 있는 지금 누군가에게 도움 되는 삶을 살다가 미련 없이 갑시다."

애기 엄마에게도 비슷한 이야기로 위로했지만 엄마 옆에 매미처럼 딱 붙어 있던 아이들의 눈이 필자의 혀를 붙잡고 늘어져 말이 자꾸 삐꿋했던 기억이 선명하다. 젊은 그의 남편도 중풍으로 타계한 것이다.

건강보험심사평가원 자료에 따르면 우리나라에서는 1년에 10만 5000명 정도의 중풍 환자가 발생하는데, 젊은 층(15~45세) 중풍이 3년 사이에 56%가 늘어나 매우 빠르게 증가하는 추세라고 한다.

젊은이도 중풍에 걸린다. 뇌 손상 부위와 정도에 따라 반신마비와 언어장애가 일어나고, 심하면 식물인간이 되거나 사망에 이를 수 있다. 젊어서 걸리는 중풍이 고령 중풍보다 삶을 더 어렵게 만든다. 중풍에는 나이가 없다.

3년 만에 의식 되찾은 회장님

───── **중풍(뇌간출혈)**

발병 즉시 삶이 양분되는 것이 뇌출혈이다. 뇌간출혈(brain-stem hemorrhage)은 더욱 그러하다.

연매출 5000억 원이 넘는 탄탄한 중견기업을 경영해온 60대 초반의 회장님이 기억난다. 한번 몰두하면 하루가 어떻게 지나는지 모르는 워커홀릭이었다. 프로젝트를 시작하면 낮에는 회의를 거듭하며 아이디어를 찾다가 저녁이 되면 에너지가 소진돼 책상을 잡고 겨우 일어나 퇴근하는 것이 일상이었다고 한다.

그렇게 30여 년을 지내던 어느 날, 머릿속에서 번개 치는 소리를 듣고 한참 뒤 눈을 떴다. 6개월이 지나갔다고 한다. 그사이 하루에도 몇 번씩 삶과 죽음을 오갔다고 했다. 그가 탄 휠체어를 밀고 들어온 부인의 고생이 심대해 보였다.

부인은 담담히 말씀하셨지만, 눈시울은 벌겋게 달아올라 있었다.

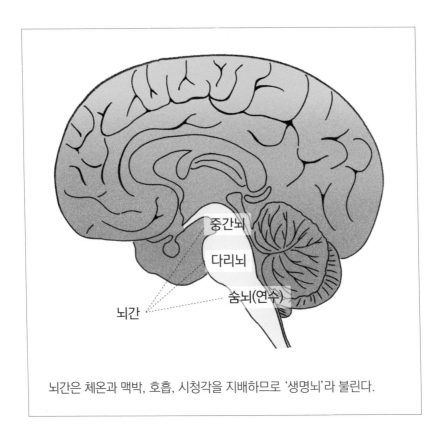

중간뇌

다리뇌

숨뇌(연수)

뇌간

뇌간은 체온과 맥박, 호흡, 시청각을 지배하므로 '생명뇌'라 불린다.

모 대학병원의 담당 과장이 이렇게 말했다고 했다.

"출혈 부위가 뇌간 쪽인데 출혈된 양을 봤을 때 생존할 확률은 500분의 1이 안 될 정도입니다. 500명 중에 1명 정도가 살아날 가능성이 있다는 말이지요. 살아 계신 게 한마디로 기적입니다."

필자도 동의했다.

"정말 기적입니다. 뇌간은 생존을 위한 중요 장치가 조밀하게 들어 있는 곳이라 소량의 출혈일지라도 매우 위험합니다."

서둘러 검사를 해보니 재발까지 우려되는 상황이라 빨리 치료를 해야 한다고 조언했다. 그리고 치료에 들어갔는데, 10회차가 되니 안색과 발음이 많이 호전됐다. 흔들리던 안구도 고정되어갔다.

14회차에 우려했던 일이 벌어졌다. 일그러져 있어도 많이 웃던 그의 얼굴에 근심이 보이기 시작했던 터라 속으로 긴장을 늦추지 않고 있었다. 그가 말했다.

"휠체어에 이렇게 쪼그려 앉아 비뚤어진 입으로 말하는 게 기적 맞나요? 원장님, 그동안 아무 생각이 없었는데, 갑자기 베트남에 새로 지은 공장이 걱정이 되더군요. 내가 이 모양인데 잘 유지될까 신경도 쓰이고…."

의식이 정상으로 돌아온 것이었다. 현실인지가 시작된 것인데, 뇌 기능이 제대로 돌아온 것이다. 그러나 쓰러지고 이미 3년이 흘렀다는 것이 문제였다. 의식은 돌아왔는데 몸은 그렇지 못하니 고통이 오는 것이다. 좋아졌어도 웃을 수 없는 마음 아픈 사례였다.

뇌간(뇌줄기)은 생명을 유지하게 하는 장치다. 중간뇌와 다리뇌, 숨뇌를 합친 부분이다. 호흡, 맥박, 체온, 시각, 청각, 의식 등 우리를 살아 있게 만드는 '숨어 있는 영웅' 이다. 그는 전쟁을 승리로 이끄는 핵심 참모이지만 영광은 항상 사령관(대뇌)에게 돌린다. 그러나 그가 없으면 사령관은 싸울 수가 없다. 핫한 '주연급 조연'인 것이다.

이 생명뇌를 저돌적으로 압박하는 출혈은 우리 몸을 즉각적인 사망으로 몰고 간다. 위의 환자분은 대한민국 응급의학 수준이 세계 최상위에 있기에 필자가 만날 수 있었던 최고 난이도의 환자였다. 이런 환자도 일으킬 수 있을 때까지 연구의 끈을 조여야 한다고 다짐해본다.

홍삼이 공범?

───── 뇌출혈과 뇌경색 동시 발생

뇌출혈과 뇌경색이 동시에 올 수도 있다. 뇌경색과 뇌출혈의 상황은 달라도 원인은 하나이기 때문이다.

분당 모 병원 환자복을 입은 60대 후반의 남자 환자가 들어왔다. 외견상으론 심한 편마비 등의 특이증상은 보이지 않았다. 자세히 봐야 약간 멍한 눈과 언어장애, 기억장애, 살짝 흔들리는 걸음걸이가 보일 뿐이었다. MRI와 CT로 촬영한 자료에 따르면 좌측 뇌는 뇌경색, 우측 뇌는 뇌출혈이라는 진단이 나와 있었다.

병원에서는 뇌경색 치료를 위해 혈전용해제를 쓰면 출혈이 악화될까 염려된다며 기다려보자고 했단다. 그는 "한 달 반 동안 특별한 치료 없이 병실 밥만 축을 내고 있다"며 투덜댔다. 담당의사는 '이해가 잘 되지 않는 상황'이라며 고개만 갸웃거린다고 했다. 그는 "어이없는 일 아니냐?"며 핏대를 세우기도 했다. 뇌출혈 때문에 뇌경색을 치료하지 못하는 상황을 그는 이해하기 힘들 것이다.

혈관이 막히는 뇌경색과 터지는 뇌출혈은 증상은 달라도 원인은 동일하다. 뇌혈관이 좁아진 곳이나 뇌혈관 벽이 얇은 곳에서 병목현상이 생겨 막히면 뇌경색, 터지면 뇌출혈이 된다. 좌우 뇌에 동시에 일어날 수도 있다. 좌뇌는 경색, 우뇌는 출혈을 보이는 것이다.

필자는 "유전적으로 뇌혈관의 가장 얇은 곳이 좁아져 막히면 뇌경색, 부풀어 올라 꽈리(동맥류)가 생겨 터지면 뇌출혈이 올 수 있다"고 설명했다.

그리고 "심장에서 나간 혈액은 45초 안에 다시 돌아와야 하니, 혈관이 좁아져 저항이 증가하는 상황을 매우 싫어한다. 그래서 심장은 강하게 펌프질을 하게 되는데, 쉽게 지치는 '약한 심장'의 소유자는 뇌경색을, '강한 심장'의 소유자는 뇌출혈을 겪게 된다"고 덧붙였더니 다행스럽게도 이해를 했다.

통뇌법은 뇌혈관질환의 1차 원인인 좁아진 혈관을 열어 혈액순환을 정상화시키므로 뇌경색과 뇌출혈을 막론하고 치료한다. 그를 그렇게 치료했다. MRI와 CT로 찍어봤더니 양쪽 뇌혈관이 정상으로 회복되었다는 판정이 나왔다.

그리고 그 병원에 있던 환자 네 명이 동시에 내원했다. 서로 알고 있는 그들로 말미암아 갑자기 대기실이 시끌벅적해졌다.

매 회차 치료를 끝낸 후 이분들을 모셔놓고 식생활에 특이점이 있나 추적해보려고 질문해보았다. 흥미로운 답이 돌아왔다. 모두 홍삼

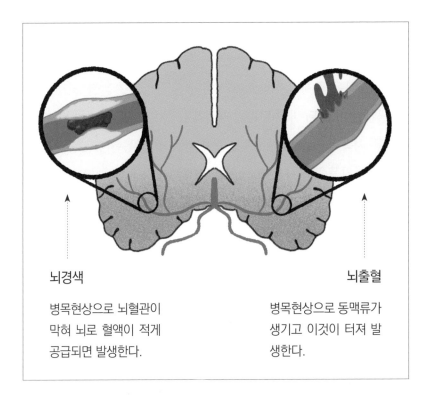

뇌경색

병목현상으로 뇌혈관이
막혀 뇌로 혈액이 적게
공급되면 발생한다.

뇌출혈

병목현상으로 동맥류가
생기고 이것이 터져 발
생한다.

을 장기 복용해오고 있다는 것이었다.

공중파 방송에 여러 한의사들이 나와 "인삼과 달리 홍삼은 고혈압
등 모든 병에 좋으며 부작용이 없다"고 열변하는 경우가 많았다. 참
고로 이분들은 한의원이나 가정에서 홍삼을 직접 달여 만들던, 사포
닌 농도가 높은 탕약을 즐겨 먹던 시절에 오셨다. 믿을 수 있으니 홍
삼을 달여 팔라고 사정하던 환자들도 많았던 때였다. 나는 일언지하
에 거절해왔다.

오랜 임상과 연구 끝에 필자가 내린 결론은 '인삼 사포닌은 모닥불, 홍삼 사포닌은 숯불'로 판단되었기 때문이었다.

인삼은 복용 즉시 강심작용이 일어나니 몸이 그 효과를 느낄 수 있다. 필자는 마신 뒤 바로 뒷목이 뻐근해질 정도로 민감하게 반응한다. 홍삼은 지속적으로 복용해야 반응이 나온다. 장복한 홍삼은 천천히 심장의 파워를 증가시켜 혈관 전체의 압력을 높인다. 이러한 혈압이 결국은 '어둠 속 킬러' 역할을 해 중풍을 유발할 수 있음을 임상으로 검증한 바 있다.

간디는 "방향이 잘못되면 속도는 의미가 없다"고 했다. 만병통치약은 없다. 정확한 방향성을 가진 약만이 질병에서 빨리 벗어나는 열쇠가 된다.

"홍삼을 장복하면 체질에 따라서 혈압이 올라갈 수 있다"고 했더니 한 환자가 "선물로 들어온 홍삼이 많아 온 가족이 꾸준히 복용 중"이라며 걱정을 했다. 얼른 그를 안심시켜주었다. "요즘 판매되는 홍삼 제품은 효과가 거의 없다"고.

J사 제품을 포함해 시중에 판매되는 홍삼은 홍삼 함유량이 너무 적은 '말만 홍삼'이다. 약효는 무시하고 판매 이익만을 고려한 탓에 사포닌 계열의 주성분이 미량이라, 효과도 부작용도 거의 없다.

필자가 시험 삼아 복용해봐도 홍삼 추출물은 거의 없고 다른 한약과 단맛뿐이다. 적은 사포닌 함유량 덕분에 걱정을 안 해도 되는 약품이 상품화된 웃기는 사례라고 할 수 있겠다.

보이는 것과 보이지 않는 것

———— 봉사하겠다는 마음이 있어야…

중풍은 천하장사도 쓰러뜨린다. K대 체육대학의 교수님이 불편한 모습으로 진료실로 들어왔다. 등이 앞으로 심하게 굽어 있고 오른쪽 다리를 넘어질 듯 절고 있었다. 안구가 튀어나왔고 눈꺼풀이 많이 내려앉아 있었다. 두 번째로 중풍을 맞은 후 모든 것이 정상궤도를 벗어나버린 것이다. 운동에 일가견이 있고 체력은 무쇠돌이였단다. 그런 그도 중풍의 그림자로부터 자유롭지 못했다. 뇌졸중은 천하장사도 쓰러뜨린다.

20회 치료 후 휘청거리던 걸음걸이와 멍했던 얼굴, 돌출된 눈 주변이 80% 정도 회복되었다.

중풍 환자들 중에는 효심 깊은 자제들과 함께 오는 분이 제법 있다. 81세 된 김모 님의 아들, 교회 장로이신데 아버지를 섬기는 자세를 비롯해 모든 것이 존경스러웠다. 아버지는 하루 종일 요양원 침대 끝에 앉아 TV 아래만 바라본다고 했다. 뇌경색이 오래되어 혈관성 치매로 진행된, 넋이 나가버린 아버지의 모습에 가슴이 아파 국내 최대의 3대 병원을 비롯해 안 가본 데가 없다고 했다.

그리고 마지막에 '갈 곳 없는 환자들이 오는 곳'이라는 소개와 함께 우리 병원에 찾아왔다. 여기서도 안 되면 미련 없이 천국에 보내드릴 각오가 되어 있다고 했다. 검사를 해보니 정말 최악이었다.

하지만 세상에는 보이는 것과 보이지 않는 것, 두 가지가 있다. 보이는 것보다 강한, 보이지 않는 것들이 있다. 필자는 보이지 않는 것에 걸기로 했다. 효자 아들의 기도와 통뇌법의 시너지를 믿어보기로 한 것이다.

아버지는 3회 치료가 지난 후 TV를 보기 시작했고, 5회 뒤엔 성경책을 보며 병원 내 교회에서 열리는 5시 새벽기도에도 동참했다. 30회가 끝난 후 전라도 신안의 고향으로 내려가셨다. 그리고 이틀 전에 동영상을 보내주셨다. 손주를 돌보며 산책하는 모습이 담겨 있었다. 감사한다는 인사말도 들어 있었다.

필자는 수험생들에게 "의사가 좋다는 시절은 다 지났으니 봉사할 마음 없으면 의사 되지 말라"고 조언한다. 그러나 이런 환자와 보호자들을 보면 1년 분량 정도의 직업 스트레스가 날아감을 느낀다.

인생의 발목지뢰

───── 유발인자를 피하라

인간이 만든 무기 중에 매우 잔인한 것 중 하나가 지뢰다. 전혀 예측하지 못한 상황에서 희생당하기 십상이다. 중풍은 숨어 있는 지뢰와 같다. 중풍은 지뢰밭 안에 들어가 있는가, 바깥에 있는가에 따라 발병률과 진행 상태가 완전히 달라진다.

초기에 나온 지뢰는 살상이 주목적이었기에 폭발력이 강했다. 전투 중에 지뢰를 밟은 전우가 폭사하면 마음은 아프지만, 자신이 살기 위해 시신을 둔 채 떠나야 했다. 살아남은 병사들은 심리적 충격은 받지만 육체적으로는 전투력을 상실하지 않았다.

그래서 만들어낸 것이 발목지뢰라고 한다. 발목지뢰는 밟은 이의 다리만 희생시킨다. 쓰러진 전우는 비명을 지르며 고통을 호소한다. 동료들은 고민한다. 그를 두고 가느냐, 남아서 곁을 지키느냐, 아니면 그를 업고 후퇴할 것인가…. 뭐를 하든 그 부대의 전투력은 상실된다.

인생의 발목지뢰가 바로 중풍이다.

모든 병은 발생하려면 어느 정도의 준비기간을 갖는다. 이를 '잠복기간'이라고도 한다. 잠복하고 있는 병은 검사를 하면 발견될 수 있는데, 때로는 검사의 한계 뒤에 숨어 정상 조직을 잠식해 들어가기도 한다. 그리고 갑자기 나타나 발병을 한다.

위장병을 예로 들어본다. 급·만성 또는 신경성 소화불량이 진행되는 것은 잠복기이다. 이를 잡아내지 못하면 위염이 생기고, 위염이 심해져 위 점막에 깊은 염증이 생기면 위궤양이라고 한다. 발병을 한 것이다. 이러한 염증이 위장 근육까지 뚫어 혈관이 터지면 위출혈이라 하고, 더 심해지면 복막염이나 패혈증으로 나아간다.

위장병에 대한 이러한 상황 분석은 내시경과 조직검사라는 과학이 빚어낸 걸출한 조합 덕분에 가능해졌다. 서서히 진행되는 위장병도 이러할진대, 급격히 진행되는 중풍을 좌시해서는 안 된다.

중풍이 예고 없이 온다는 것은 거짓말이다. 필자에게는 술주정 같은 헛소리로 들린다. 중풍도 위장병처럼 잠복기와 진행기가 있다. 문제는 그 전조를 잡아내지 못하거나 잡아내지 않고 있다는 것뿐이다.

중풍에는 두통, 현기증, 수면무호흡, 마비감, 기억력 저하, 복시(複視, 눈 근육의 마비로 사물이 둘 이상으로 보이는 것) 등 앞선 증상들이 많지만, 환자마다 조합이 다르기에 중풍 전조의 확진은 어려워 보인다. 20여 년 전 연구에 몰두해 있을 때 이런 생각이 떠올랐다.

'혈관이 좁아지면 처음엔 혈액의 흐름이 빨라지지만 결국은 콜레스

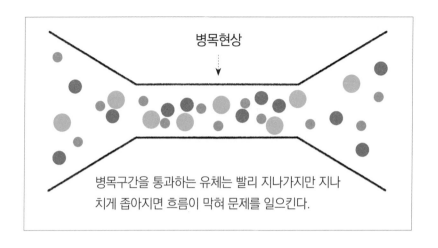

병목구간을 통과하는 유체는 빨리 지나가지만 지나
치게 좁아지면 흐름이 막혀 문제를 일으킨다.

테롤과 혈전(血栓, 혈관 안에서 혈액이 엉겨서 굳은 덩어리) 등으로 막
혀 속도가 줄어든다. 결과는 터지거나 막히거나 둘 중 하나다. 혈액 흐
름의 병목현상이 문제를 일으키는 것이다. 혈관의 병목구간과 그곳을
지나는 혈액의 속도 변화에 답이 있다….'

중풍 발생경로에 대한 치열한 고민 끝에 내려진 결론이었다. 다시
검토를 해도 같은 결론이 나왔다. '혈관에 병목구간이 있느냐가 아니
라 그곳을 지나가는 혈액량과 속도의 변화를 측정해본다면 답을 찾을
수 있을 것이다'란 생각이 의사로서의 치료관(觀)을 바꾸었다. 병은 원
인과 유발인자가 만나야 발생하기 때문이다.

오늘도 뉴스에서 슬픈 소식이 흘러나온다. 가장이 도시가스의 밸브
를 열어놓고 불을 붙여 집 안에 있던 가족이 모두 사망했다는 것이다.
생활고 때문이란다. 생계 문제는 모두가 겪고 있는데, 버티며 사는 이

가 있고 비극을 맞는 이가 있다.

가스가 차 있는 실내에서 라이터를 켜면 폭발한다. 의사 입장에서 실내를 가득 채운 가스는 사고의 원인에 해당한다. 가장이 켠 라이터의 불은 사고 유발인자인 '유인'이다. 아무데서나 라이터를 켠다고 폭발하지 않는다. 인화물질이 폭발할 만큼의 농도로 모여 있는 곳에서 폭발이 일어난다.

사람 몸도 그러하다. 병의 원인이 발병 직전까지 쌓인 상태, 즉 혈관이 막히기 바로 직전인 임계 상태에서 급체(急滯)하거나 급격한 온도 변화, 과로, 분노, 불안, 불면, 열성약물(熱性藥物, 열을 내는 특징이 있는 약물), 튀긴 인스턴트 식품 등의 유발인자를 만나면 질병으로 폭발한다.

낭떠러지 끝에 서 있는 사람과 그 아래로 떨어진 사람은 한 발자국 차이다. 엄격하게 말하면 한 발자국이 안 될 수도 있다. 그런데 결과는 그야말로 천양지차(天壤之差)이다. 살고 죽는 차이가 벌어지는 것이다.

자살을 하려고 낭떠러지 끝에 서 있는 사람도 안전한 곳으로 옮겨놓으면 멀쩡해지는 경우가 많다. 밑으로 떨어진 사람은 수많은 의료진이 달라붙어 살려놓아도 그의 신체 어딘가는 망가져 있을 수밖에 없다. 저세상으로 갈 확률도 떨어지지 않은 이보다 훨씬 높아진다.

그러한 그를 떨어지기 전처럼 만든다면 대박이다. 중풍 환자들이 원하는 치료의 목표치다. 차이는 발자국 하나 더 내디딘 것뿐인데…. 환자가 어디에 서 있는가를 정확히 알아야 하는 이유다.

쓰러진 다음에는 늦다

──── 심뇌혈관질환이라는 용어 탄생

멀고 먼 남미에서 교포 여성이 아이 둘을 데리고 찾아온 적이 있었다.

"하루에 7~8번 정도 의식을 잃고 쓰러져요. 식사를 준비하다가 식탁 위로, 화장실에서는 변기 틈새로 처박혀 있기도 했고요. 미국의 존스홉킨스대와 하버드대병원 등에도 가봤는데 간질파가 약간 있는 거 같기도 하지만 원인을 모르겠다고 합니다. 치료 방법도 없다고 합니다."

그녀는 우울증이 심한지 눈길을 피하며 이어갔다.

"서울에 있는 친척분이 '이 분야에선 최고다. 꼭 가봐라. 답을 줄 거다'라고 해서 왔어요."

검사를 해보니 머리로 향하는 혈액량이 정상인에 비해 2분의 1도 되지 않게 나왔다. 다른 검사에서도 정상을 훨씬 밑도는 수치가 나왔다. 치료를 시작하고 12일째, 치료로는 6회차가 되었을 때 그녀는 비로소 본인이 발견한 결과를 이야기했다. 치료를 한 첫날부터 한 번도 쓰러지지 않았지만 7, 8년을 고생한 바가 있어 좀 더 관찰한 후 말하려 했다는 것이다.

그녀는 28회의 치료를 받고 돌아갔다. 죽는 날까지 원장님을 잊지 못할 거라며 이별을 고했다.

중풍(뇌졸중, stroke)은 갑자기 뇌혈관이 막히거나 터져서 뇌 조직으로 혈액이 가지 못하거나 잘 가지 못하게 된 병을 말한다. 중풍은 '뇌혈관의 좁아짐(협착)'에서 시작한다. 사망하거나 의식 상실, 반신불수, 언어장애 등이 주 증상이다.

뇌혈관의 길이는 약 2400㎞로 적도를 기준으로 한 지구 둘레의 50분의 3 정도이다. 서울~부산을 20여 번 정도 왕복할 수 있는 거리다. 이렇게 긴 것이 어딘가에서 좁아졌다는 거다.

사람에게는 유전적인 편차가 존재한다. 암이나 중풍, 당뇨 등에 잘 걸리는 집안이 있는가 하면 영국 왕실처럼 혈우병 유전력(遺傳歷) 때문에 남자가 드물어 여왕이 많은 경우도 있다. 기나긴 뇌혈관도 유전적 차이로 인해 처음부터 끝까지 동일한 두께와 폭으로 돼 있을 수는 없다. 주변보다 얇은 곳이 있게 마련이다.

뇌강(腦腔) 내의 문제로 혈관이 압박을 받게 되면 이곳이 급소가 된다. 다른 부분보다 많이 눌려 쉽게 좁아진다. 뇌혈관이 좁아지면 초기에는 베르누이 법칙에 의해 혈액의 속도가 빨라져, 뇌 조직에 도달하는 혈액의 총량이 줄지 않는다. 바로 위험에 빠지지는 않는 것이다.

심장도 혈액 공급량이 줄어드는 것을 방지하기 위해 강도를 높여 펌프질을 한다. 이런 시도들로 좁아져 있던 혈관이 원래대로 넓어지면 다행이지만, 한번 좁아진 혈관은 쉽게 열리지 않는다. 혈관이 좁아진다고 바로 마비가 오는 것은 아니다.

능력으로 보면 뇌는 무한에 가까운 잠재력을 지니고 있지만 공간적으로는 한계가 있다. 뇌 속의 공간면적이 제한돼 있는 데다 확장의 여유로움도 매우 작기 때문이다. 머리뼈 조합은 최대로 늘어나봐야 1~2㎜ 정도에 불과하다. 이러한 공간적 한계로 말미암아 뇌 안의 문제는 바로 뇌혈관 압박으로 이어진다.

혈관 압박으로 발생하는 혈액 공급 부족은 산소 공급을 최저치 이하로 떨어뜨리고 몸에 대한 뇌의 통제력을 상실하게 한다. 이때 몸은 SOS 신호를 보낸다. 기절하는 것이다. 순간적으로 의식을 잃고 쓰러짐이 반복되면, 뇌는 중풍이 임박해 있음을 본능적으로 인지한다.

이 시점에 이르면 환자는 몸을 통제할 수 있다는 확신이 사라져 심한 두려움에 빠진다. 중풍 환자의 우울증은 이렇게 생겨난다.

가장 큰 변수로 작용하는 것은 심장이다. 뇌혈관이 좁아졌을 때 타고난 심장의 강약에 따라 중풍의 방향도 달라진다. 심장이 강한 부류의 사람은 심장의 강한 펌핑 때문에 혈관의 얇은 곳이 팽창해 동맥류(動脈瘤, aneurysm)가 생긴다. 동맥류의 '류(瘤)'자는 보기 힘든 한자인데, 뜻은 '혹'이다. 병적으로 불거져 나온 살덩어리를 지칭하는 바로 그 혹이다.

혈관벽에 혹이 생긴 것처럼 일부가 볼록해지면서 팽창하여 그 부분의 동맥 혈관이 얇아지는 것이 동맥류이다. 뇌혈관에 동맥류가 생기면, 혈관이 얇아진 부분이 터짐으로써 '뇌출혈'이 발생할 수 있다.

심장이 약한 부류의 사람은 혈관이 좁아지면서 생기는 부담이 심해져 심장이 더 약해져버린다. 심장 펌프질의 강도가 저하되면 좁아진 곳이 더욱 수축되어 '뇌경색'이 일어난다.

필자는 20여 년 전부터 이러한 설명을 했는데, 많은 대학병원의 교수들은 이해되지 않는 얘기라고 일축했다. 그런데 지금은 이것이 심뇌혈관질환이라는 병명으로 정착했다.

지금 대한민국의 '중풍 후(後)' 처리 기술은 세계 1위이다. 그런데도 달라지지 않은 인식의 오류가 있다. '쓰러져야 중풍'이라는 인식이 그것이다. 쓰러지고 난 다음에는 늦다. 쓰러진 후 중풍으로 확진해 후처리를 하는 것은 '소 잃고 외양간 고치는' 격이다.

'쓰러져야 중풍'이라는 인식은 아집이다. 의학의 발전을 가로막는 숨어 있는 지뢰다.

소화불량이 초래한 중풍

—— 급체와 중풍, 심장마비

　　연예계의 빛나는 스타들은 신비스러워 보인다. 모든 것이 드러난 것 같지만 더 많은 비밀을 갖고 있는 것 같기에 항상 궁금증을 불러일으킨다. 스타의 일거수일투족을 쫓아다니는 파파라치들은 분주하다. 스타의 소식은 특종으로 방송이나 신문의 1면을 장식하기도 하고, 때로는 일명 '찌라시'에 나왔다가 묻히기도 한다. 시끌벅적한 게 이 분야의 매력이기도 하다.

　　건강계에도 이런 스타가 있다. 바로 중풍이다. 엄청난 정보 속에서도 무소처럼 자기의 길을 고집하는, 그래서 나이를 먹는 모두를 떨게 만드는 그런 질병이다. 필자도 개업 첫날부터 거품을 입에 물고 축 늘어져 업혀 들어온 환자 때문에 식은땀을 흘린 적이 있다. 개업하자마자 환자가 사망한 병원이라면 환자들이 눈길조차 주지 않을 것 같았기 때문이다. 성남에 대형병원이 없던 탓에 수없이 겪은 일이었다.

규제 장벽 때문에 한의원은 만만한 검진체계도 구비하지 못하고 있다. 경험치를 실력으로 삼아야 하니 '밀림의 아기 사자'인 후배님들의 모습이 안쓰럽기 그지없다. 현대 의학의 칼날 같은 분석력과 한의학의 시야 넓은 통찰력이 만나면 반드시 정답이 나올 거라는 굳은 믿음을 품은 채로 연구에 매진했다.

그 와중에 중추신경에 버금가는 자율신경의 비밀들을 하나씩 벗겨내게 되었다. 이 책 곳곳에 자율신경계의 교감·부교감신경에 관한 이야기를 많이 하게 된 까닭이다.

중풍과 심장마비의 방아쇠로 여러 가지를 다뤘는데 하나를 빠뜨렸다. 급성 소화불량인 급체가 그것이다. "먹은 것도 없이 체한다"고 할 때 체하는 것이 중풍과 심장마비를 유도하는 발병의 방아쇠 역할을 한다. 아무도 그렇게 보지 않기에 필자도 깜빡했다.

1992년 개업해 30여 년 동안 임상을 하며 봐온 질병 인식의 변천사가 있다. 질병에는 여러 분야가 있지만 여기서는 신경성 위염을 주인공으로 삼아본다. 30여 년 전만 해도 양방 의학체계에는 신경성 위염이라는 것이 없었다.

수많은 환자들이 대형병원에 다녀와서는 필자에게 이렇게 말했다.

"속이 안 좋은데 검사하면 나오질 않아요. 왜 그런가요?"

그때마다 필자는 이렇게 말했다.

"보이는 것만 보려고 해서 그래요. 시간이 지나면 밝혀질 거예요."

한방에서는 위완통(胃脘痛-명치끝 아픔)이라는 병증이 있다. 가장 오

중풍 전조증상(미니 뇌졸중)

- 40대 이상의 고혈압, 당뇨, 고지혈 병력이 있음
- 중풍을 앓고 있는 가족이 있음
- 머리가 늘 맑지 못하고 두통에 시달림
- 말이 어눌해지는 증상이 있음
- 자주 어지럽고 메스꺼운 증상을 느낌
- 손발(한쪽)이 저리고 힘이 없어짐
- 안면이 마비되는 느낌
- 귀에서 소리가 나는 듯함
- 가끔 물건이 둘로 보이거나 눈이 침침해짐

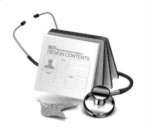

래된 의학서인 『황제내경』에 '심통 위완당심이통(心痛, 胃脘當心而痛)'
이란 문구가 있다. 풀이해보면 '심장이 아프다는 것은 명치끝부터 심
장까지 아프다'이다. 『의학정전』에는 '위장의 분문(噴門, 위의 위쪽 입
구)과 심장이 연결되어 가슴이 아픈 것처럼 느낀다'라고 표현돼 있다.

이를 현대 의학으로 해석해보면 교감신경이 흥분된 극도의 스트레
스로, 활동이 멈춰 굳어진 위장이 횡격막 뒤쪽으로 지나가는 대동맥
을 압박하는 것이 된다(219쪽 'para는 anti가 아니다'를 참조하시기
바란다). 뇌혈관의 정체로 가뜩이나 고통받는 심장이 아래쪽에서는

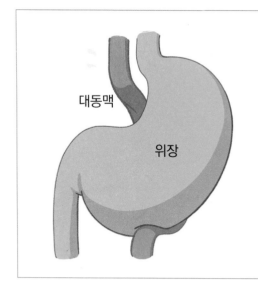

만성 스트레스로 위장이 부어 횡경막 뒤쪽으로 지나는 대동맥을 누르면 심장과 뇌의 부담이 증가해 중풍을 유발할 수도 있다. '급체 때문에 중풍을 맞았다'는 소리가 나오는 것이다.

대동맥이 위장에 눌리고 있으니, 말 그대로 사면초가로 급격히 위험한 상태가 된다. 가슴은 답답하고 숨쉬기가 어려워지며 머리는 터질 것 같아진다. 속도 울렁거리며 토할 것 같다.

이런 환자가 찾아오면 순진한 초보 한의사들은 대뜸 침부터 놓았다가 생각하기 싫은 낭패를 겪는 것을 많이 보아왔다. 검진기계들이 보편화되어야 하는 이유다. 국민건강을 위해서라도 규제는 풀려야 한다.

원인은 심뇌혈관질환이지만 유발인자는 급성 소화불량이라는 것을 놓치지 않게 해야 한다. 과학은 상호 개방적이어야 한 명의 환자라도 더 살릴 수 있다. 의학은 과학이지 밥그릇이 아니다.

사고의 틀을 깨라

옛날식으로 먹어라

"미래를 예측하는 최고의 방법은 미래를 창조하는 것이다."
- 앨런 케이

풀리지 않는 문제를 오래 생각하면 머리가 먹먹해지다가 짜증이 나고 집중력이 떨어진다. 해결책을 찾는 것이 더욱 어려워진다. 이럴 땐 모든 것을 내려놓아야 한다. 뉴튼이 중력의 법칙을 찾아낸 곳도 연구의 벽에 막혀 괴로워하며 잠든 꿈속이었다.

수면은 하루 중의 긴장을 내려놓고 새롭게 정비하는 시간이다. 고민의 끝에는 고집과 편견을 내려놓고 편안히, '멀리 바라봄'의 시간을 가져야 한다.

MRI와 MRA, CT가 왜 답을 주지 못하는지를 계속 묻지 말고, 플랜 B가 있음을 상정하자. 새로운 시도를 해보는 것이다. 위 장비를 이용한 검사법은 세계적으로 검증된 검사체계이지만, 중풍 발병 가능성이

나 위험도를 특정하지 못할 수 있다는 점도 전제해야 한다.

무조건 틀리다고 배척하자는 이야기가 아니다. 임상이라는 검증 도구를 통해 치료 전과 후에 대한 반복 검증이 가능할 때 의미가 있다고 말하는 것이다. 아무리 좋은 옷도 계절과 유행에 맞아야 멋져 보이는 것처럼 문제를 찾는 과정도 병에 맞는, 반복적으로 임상에서 검증되는 '피팅감 있는 검사'여야 한다.

통뇌법 검사체계는 현실에 무게중심을 맞추고 있다. 수억 원이 넘는 그럴듯한 검사기기를 사용하지 않아서 정확도가 낮을 것 같다는 선입견은 내려놓아야 한다. 중요한 것은 맞춤형 검사체계와 검사 결과를 조합하는 노련한 전문가의 식견이다.

뇌로 올라가는 혈액의 양과 흐름의 유형, 혈관의 저항, 뇌압의 간접 측정, 심장 부담도, 뇌 중추신경과 자율신경계의 활성도 비교, 코와 척추의 구조 분석 등을 하는 것이 검사 프로그램이다. 그리고 30여 년의 임상을 바탕으로 한 상담과 관찰기법을 조합시켜 중풍의 골든타임을 예측해 선제적인 치료를 한다.

생각하는 방식의 대전환이 미지의 것에 대한 새로운 자각을 가능하게 만든다.

젊은이일수록 건강에 대한 관리가 소홀하다. '젊은데 무슨 병' 하다가 쓰러지는 것이다. 젊은 나이에 중풍에 걸리면 심신이 망가져 다른 약도 복용해야 한다.

중풍 환자 100명 중 6명꼴로 젊은이가 있다는 것을 잊지 말아야 한다. 이러한 젊은이들이 좋아하는 음식이 인스턴트 식품인 경우가 많다. 수십 종의 첨가물이 들어간 음식이다. 달고 짜고 매콤하고 기름에 튀겼기에 장·노년층은 건강 때문에 피하는 것을 이들은 푹 빠져 지낸다. 그걸 젊음의 특권이라 착각하면서.

우리 몸은 관리할 때만 건강하다. 관리하지 않으면 노인이나 아이들이나 아프기는 마찬가지다. 소아과에는 아이들이, 나머지 과에는 어른들이 다닐 뿐이다. 젊기에 건강할 것이라는 생각은 착각이다.

암에 대해 연구하면서 현대인들이 얼마나 화학물질의 홍수 속에 묻혀 사는지 알게 되었다. 편의점에서 음료수 하나를 들었다가 내려놓았다. 복숭아는 1%이고 나머지 99%는 물, 당분, 향료, 색소라는 성분표를 보고 놀랐기 때문이다. 필자가 원하는 복숭아는 없는 것과 진배없기 때문이었다.

이런 음식들이 젊음의 상징이라면 그들의 미래는 위험하다. 젊은이가 나이 든 필자를 걱정해야 하는데, 아저씨인 필자가 다음 세대의 건강을 걱정하고 있으니 웃프지 않을 수 없다. 젊은이들이여, 음식은 옛날식으로 먹어라. 그리고 운동하라.

3장

뇌와 심장은
왜 고장 나는가

수면무호흡이 부르는

중풍, 치매, 심장병

'우아한 저녁'이 초래하는 구강호흡

수면무호흡

코의 통로인 콧구멍은 두 개이다. 평소 사람은 2, 3시간씩 번갈아가며 한 콧구멍으로 숨을 쉰다. 평균을 내면 콧구멍은 하루 12시간씩 교대로 일한다. 즉, 12시간은 쉬는 것이다.

입은 하나다. 그렇다면 입은 24시간 계속 사용해야 하는데, 그럴 수는 없다.

TV는 껐다 켰다 하니까 10년을 쓴다. 끄기 때문에 수명이 10년 이상인 것이다. 휴대폰은 전화와 데이터를 받아야 하니 24시간 대기 상태로 있다. 그래서 2, 3년밖에 사용하지 않았는데도 이상이 생긴다.

입도 그렇게 될 수 있다. 그런데 입은 사람의 수명만큼 작동해야 하니, 사람이 자는 8시간 동안은 푹 자야 한다. 그래야 입과 사람이 해로(偕老)할 수 있다.

직장인들은 야근을 한다. 특근이라고도 한다. 일이 많아지면 밤을 새워 일하는 것이다. 그때마다 직원들은 '우아한 저녁시간'을 주장한다. 사람다운 삶을 강조하는 것이다. 그러한 소리를 들을 때마다 필자는 다른 걱정을 했다. '잔칫날에 앞서 폭죽을 터뜨리는 것 아니냐?'고.

우아한 저녁은 잘 먹고 잘 노는 저녁일 것이다. 배고픔을 겪어본 세대는 우아한 저녁을 상상할 수 없을 것이다.

잘 먹고 잘 노는 저녁일수록 입은 많은 일을 한다. 먹고 마시고 떠들고 부르느라고…. 위와 장은 가득 들어온 음식과 술을 밤새 소화시켜야 한다. 심장은 그곳으로 많은 혈액를 보내야 한다. 당연히 많은 산소도 필요하다. 호흡을 잘해야 하는 것이다. 이러한 작동은 뇌가 지시한다.

뇌는 근육형이 아닌 학자풍이다. 학자는 직접 하지 않고 시키는 경우가 많다. 낮에는 뇌도 온갖 것을 판단하느라 시달리니, 밤이 되면 늘어지게 자려고 한다. 그런데 우아한 저녁을 즐겼으니 소화하기 위해 심장박동과 호흡을 많이 하게 해야 한다. 이때 코를 통해 들어온 산소량이 부족해지면 바로 입에게 도와줄 것을 명령한다.

뇌는 자신이 많은 산소를 소비하니 산소 부족에 특히 예민하다. 코호흡이 마땅치 않으면 바로 "입 벌려!"를 명령해버린다. 구강호흡을 하게 하는 것이다. 밤늦게까지 일을 한 입은 자다 말고 불려나왔기에 반쯤은 자는 상태로 움직이게 된다. 그것이 "커억~컥"이라는 호흡을 만든다.

뇌의 명령에도 불구하고 갑자기 "커억~컥" 하는 것은 '입 졸음'으로 구강호흡이 멈춰졌기 때문이다. 이를 수면무호흡이라고 한다. 이미 코호흡은 되지 않는데 입도 졸음 때문에 무호흡으로 있다가 간신히 숨을 쉬는 것이 수면무호흡이다. 잘 먹는 저녁이 잦은 이들이 수면무호흡에 취약하다.

수면무호흡은 생명을 관장하는 뇌가 생존하기 위해 처절히 투쟁한 결과이다. 수면무호흡은 뇌의 산소 공급이 원활하지 않다는 뜻이다.

수면무호흡이 치매 발생률을 60~80%까지 높인다. 수면무호흡이 유발하는 문제점을 간략하게 정리해본다.

수면무호흡을 하면 저산소 상태가 되기에 ① 혈관계 염증과 혈관 내 피세포 기능장애가 일어난다. ② 각성과 수면 리듬을 조절하는 호르몬인 멜라토닌 분비량이 감소한다. ③ 스트레스 호르몬인 코르티솔 농도가 증가한다. ④ 호흡 중지 1분이 경과하면 그때부터는 분당 200만 개의 뇌세포가 파괴된다.

수면무호흡을 하면 수면 부족이 되기에 ① 뇌척수액 흐름이 저하된다. ② 뇌단백질 합성을 방해하는 단백질인 베타아밀로이드와 타우단백질이 증가한다. ③ 스트레스 호르몬인 코르티솔의 농도가 증가한다. ④ 만성 피로와 운동 부족으로 뇌 신경전달물질 생산량이 저하한다. ⑤ 뇌경색을 겪으며 치매로 진행할 가능성이 높아진다.

뇌는 혈액순환에 지배를 받는다

──── 파킨슨병·소뇌위축

원인 치료 없는 증상 위주의 처방과 치료가 문제이다. 근치(根治)를 하지 못하니 비용이 만만찮게 들어간다. 증상에 대한 처방과 치료도 성공적이지 못하다. 나빠지는 증상을 막지 못하는 것이다.

파킨슨병은 발병에서 사망까지 약 10년이 걸리는데, 3년에 50%씩 기능이 약해진다는 연구 결과가 있다. 발병 후 6년이면 75%의 기능이 저하돼 누워 지내게 돼, 결국은 혈행(血行)장애로 사망하게 된다는 말이다.

몸은 공동운명체다. 따라서 병의 운명도 몸 상태와 함께한다. 소뇌위축과 파킨슨병, 뇌경색, 협심증 등을 동시에 앓는 환자가 내원한 적이 있다. 그는 가장 최근에 들렀던 7개 과의 진료기록지와 진단 내역을 보여주었다. 이비인후과, 안과, 정형외과, 신경외과, 신경정신과, 심혈관내과, 소화기내과의 것이었다. 이 환자에게는 대체 무슨 일이 일어났던 것일까.

몸 안의 장기와 조직은 연결되어 움직이고 있다. 어느 것 하나 혼자서는 살 수 없다. 협업하면 시너지, 반목하면 도미노가 일어난다. 건

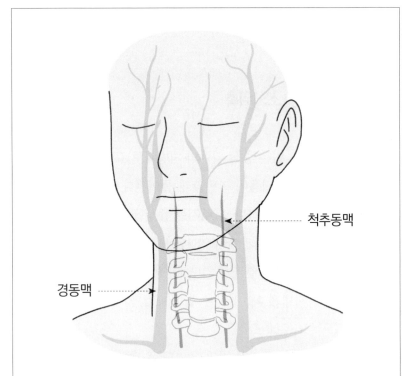

척추동맥

경동맥

뇌로 가는 혈액은 앞 목에 위치한 경(頸)동맥으로 80%, 척추동맥으로 20%를 처리한다. 경동맥으로 가는 혈액은 대뇌, 척추동맥을 흐른 혈액은 소뇌와 뇌간으로 간다. 두 동맥으로 가는 혈액의 양과 패턴을 추적하면 중풍인지 파킨슨병인지, 치매인지 혼합된 것인지 판별할 수 있다.

강할 때는 시너지라는 협동 시스템이 가동되어 엄청난 가치를 만드는 데 사람은 이를 알지 못한다. 그 가치는 병이 심해져 줄줄이 무너지는 도미노가 일어날 때 확실히 깨닫게 된다.

뇌의 생명줄을 쥐고 있는 것이 혈액이다. 뇌는 먹성이 좋기에 혈액에 대한 의존도가 절대적이다. 한 끼만 안 먹어도 "배고파 죽겠다", "어지럽다", "기운이 하나도 없다"며 엄살을 떨게 되는 것은 바로 뇌 때문이다.

뇌로 가는 혈액의 80% 정도를 경동맥(頸動脈, 목을 지나는 동맥), 20%를 좌우 척추동맥이 담당하고 있다. 대뇌는 경동맥, 소뇌와 뇌간은 척추동맥으로부터 주로 혈액을 공급받는다.

두 동맥이 동일한 양과 압력으로 혈액을 보내줄 수는 없다. 두 동맥이 전달하는 혈액량과 패턴을 상세히 추적해보면 중풍인지 파킨슨병인지, 소뇌위축인지 치매인지, 아니면 혼합된 경우인지를 판별해낼 수 있다. 진행 정도의 예측도 가능하다. 진단과 예측이 가능하다는 것은 치료도 할 수 있다는 의미가 된다.

필자가 파킨슨병 환자들은 척추동맥의 혈액량이 많이 줄어든다는 사실을 알아낸 지 벌써 20여 년이 지났다. 공급되는 혈액량이 줄면 기능이 저하돼 조직이 위축된다. 그 결과 도파민의 분비량도 줄어든다. 이는 파킨슨병도 혈액순환의 굴레에서 벗어나지 못한다는 뜻이다.

혈액이 순환하지 못하는 것은 병목구간이 있다는 것이니, 그곳을 뚫어야 한다. 병목구간을 없애는 치료법이 통뇌법이다.

경동맥과 척추동맥은 물론이고 뇌척수관과 뇌척수신경계, 뇌척수액의 흐름을 방해하는 병목구간을 근원적으로 입체적으로 열어줄 수 있다. 이 치료법은 '임상=치료'라는 공식에 100% 부합하는 불도저 같은 치료 파워가 매력적이다.

주책없이 발기가 되었습니다

─────── **파킨슨병 1**

전성기의 복서 무하마드 알리는 "나비처럼 날아서 벌처럼 쏜다"고 했다. 그는 "'쉭~쉭!' 소리는 입으로 내는 게 아니다"라는 말을 유행시켰다. '나비처럼 날아서 벌처럼 쏜다'는 말만큼이나 현란한 푸트워, 핵주먹들을 침몰시키는 예리한 펀치로 그는 복싱계의 이소룡 같았다.

필자도 어린 시절엔 스포츠 스타를 동경했다. 유명해지는 데다 팔자도 고칠 수 있기 때문이다. 그러나 비용을 들여 배울 형편은 아니었다.

초등학교 6학년 겨울방학 내내 아침 일찍부터 저녁 늦게까지 탁구장에서 청소와 물심부름, 수납 등 모든 일을 맡아 했다. 눈동냥으로 배운 폼으로 10시간 이상 혼자 맹연습해 '천재적'이라는 말을 들으며 탁구선수로 스카우트 제의도 받았다. "공부로 방향을 돌리라"는 형님의 제안에 라켓을 내려놓고 말았지만….

멋진 사내 알리의 손이 떨리고 있다. 발걸음도 부자연스럽다. 굳어진 그의 얼굴엔 나사가 빠진 듯한 멍함이 보인다. 파킨슨병(Parkinson's disease)이다. 누구나 나이를 먹지만, 그마저도 이렇게 될 수 있다는 사실이 충격으로 다가왔다.

어눌한 말투, 떨리는 손, 짧은 걸음으로 들어오는 환자가 있으면 바로 의심하는 것이 파킨슨병이다. 세월이 흐를수록 중풍과 더불어 자주 접하게 된다.

79세의 남자 환자분이 오셨다. 주변에 있는 공인중개사 대표의 소개로 왔단다. 등이 굽어 있고 무게중심이 앞으로 쏠려 있는 데다, 걸음걸이가 부자연스러워 넘어져 다칠까 봐 염려스러웠다.

서울의 한 병원에서 심혈관에 문제가 있고 파킨슨병이라는 진단을 받아 약을 복용하고 있다고 했다. 최근 중풍이 발생해 쓰러졌고, 책상에 앉아 있을 때 갑자기 앞으로 고꾸라지는 현상이 자주 있다고 했다.

통뇌법으로 뇌에 강력한 펌핑으로 압력을 가함과 동시에 뇌척수관의 병목현상을 제거하는 치료에 전념했다. 하루가 다르게 언어와 보행이 좋아졌다. 손 떨림도 개선되었다. 원장실에 들른 그가 할 말이 있다고 했다.

"원장님, 아침마다 기지개가 시원하게 펴지고, 주책없는 말 같은데 발기가 돼요. 치료반응이겠지요?"

그와 필자는 동시에 눈을 마주치며 웃고 말았다.

"환자에는 남녀가 없지만 건강해지면 남녀가 구분되지요. 남자로 돌아왔다는 상징이 그런 거 아니겠어요. 하하하!"

파킨슨병은 신경퇴행성 질환이다. 뇌간 중간뇌의 흑질(黑質)에 존재하는 아세틸콜린계 신경전달물질인 도파민 분비 신경세포들이 소멸되어 발생한다. 변성 또는 동맥경화적인 변화를 동반한다. 그러나 바로 발현하지는 않고 신경세포의 50~70% 정도가 소멸돼야 증상이 나타난다. 몸이 뻣뻣해지고 균형감이 없어지는 중추신경계의 퇴행성 질환이다. 치매의 한 종류이기도 하다.

치매와 파킨슨 등 다른 병과의 관계를 정리하면 이렇다.

> 대뇌 – 알츠하이머성 및 혈관성 치매
> 간뇌·뇌간 – 파킨슨병
> 소뇌 – 소뇌위축

몸이 굳어간다

———— 파킨슨병 2

뇌는 보통 대뇌, 소뇌, 간뇌, 뇌간으로 분류한다. '뇌줄기'라고도 하는 뇌간(腦幹, brainstem)은 중간뇌, 다리뇌, 숨뇌 등으로 구성된다. 생명 유지에 꼭 필요한 호흡과 혈압, 맥박, 체온을 조절한다.

뇌간은 강력해서 어떠한 충격에도 흔들리지 않고 작동한다. 머리뼈와 목뼈(경추) 속에 안전하게 보호되어 있기 때문이다. 잠을 자도, 졸도를 해도, 크게 다쳐도 호흡을 하고 맥박이 뛰는 것은 뇌간 덕분이다. 뇌간은 죽기 직전까지 기능한다.

뇌간에서 발생한 치매를 파킨슨병으로 보면 가장 이해가 빠를 수 있겠다. 파킨슨병의 주된 원인은 경추(목뼈)의 병목현상이다. 경추 외부를 통과하는 척추동맥, 뇌척수신경총, 뇌척수액의 흐름이 막혀서 발생한다. 파킨슨병을 악화시키는 인자에는 활성산소, 효소의 불균형, 비타민D의 부족, 알루미늄의 축적 등이 있다.

활성산소는 질병의 90%와 연관되어 있는 것으로 알려져 있다. 활성산소는 세포 안의 미토콘드리아에서 영양분과 산소가 결합해 에너지로 바뀌는 과정에서 주로 발생한다. 이렇게 생겨난 활성산소가 몸속에서 산화작용을 일으킨다.

산화는 노화와 직결된다. 산화 스트레스가 세포막이나 DNA 등 모든 세포의 구조를 손상시키는 것이다. 손상의 정도에 따라 세포는 기능을 잃거나 변질된다. 특히 뇌세포가 공격당하면 파킨슨병이나 치매 등이 발생한다.

효소의 불균형도 원인이 된다. 도파민을 생성하는 신경세포 부위를 보호하거나 도파민 생산량에 직접 관여하는 효소가 감소하면 파킨슨병의 발생이 쉬워진다.

도파민 전구체(前驅體, 대사나

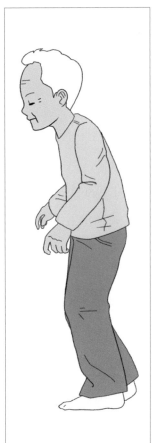

파킨슨병은 신경퇴행성 질환으로 뇌간에 온 치매라고 볼 수 있다. 꾸부정하고 앞으로 쓰러질 듯한 자세를 갖는 게 특징이다.

화학반응에서 최종 산물 前단계에 해당하는 물질)를 만드는 효소인 티록신 하이드록시아제가 대뇌에 있는 핵인 선조체(線條體, striatum, corpus striatum) 안에 얼마나 존재하느냐가 중요하다. 미토콘드리아에서 생성되는 활성산소를 제거해 도파민 생성 신경세포를 보호하는 효소인 페록시다아제2도 중요한 역할을 한다.

비타민D는 활성화된 비타민D+비타민D 수용체(세포막)+레티노산 수용체+DNA(세포핵)로 결합한다. 이 조합을 통해 다양한 유전자의 발현을 조절한다. 비타민D 수용체는 기억을 담당하는 해마, 인지를 하는 대뇌피질, 감정을 다루는 변연계에서 많이 발현한다.

알루미늄의 축적도 문제다. 해외 논문에 의하면 8년간 알루미늄을 다루는 직업에 종사했던 남자가 알츠하이머로 사망했는데 뇌에서 많은 양의 알루미늄이 발견되었다. 알루미늄 이온이 포함된 물이 많은 섬에서 파킨슨병 환자가 특히 많았다는 사례도 있었다.

몸에 들어온 알루미늄은 소변 등으로 거의 배출되지만 100% 다 나가지는 않는다. 굽거나 볶는 등의 조리를 할 때 알루미늄 포일을 사용하는 경우가 있다. 알루미늄 포일에 넣고 시거나 짠 음식을 끓이면 알루미늄이 체내로 많이 흡수될 수 있으니 주의해야 한다.

파킨슨병의 4대 증상은 떨림과 강직, 운동완서(緩徐), 자세 불안정이다. 떨림은 안정 상태에 있을 때 주로 나타난다. 강직은 관절 운동을 할 때 뻣뻣한 저항으로 나타난다. 운동완서는 운동 능력이 현격히 떨어져 천천히 움직이는 것이라 서동(徐動)이라고도 한다. 자세 불안정은 잘 넘어지는 것이다. 머리와 몸통 전체로 쓰러지는 경우가 많다. 당연히 골절이나 외상을 입을 가능성이 높다.

부차적으로는 가속보행과 동결현상, 마스크 얼굴 증상이 나타난다. 파킨슨병에 걸리면 보폭이 좁아진다. 그리고 걸음걸이인 보조(步調)가 빨라지는데 이를 가속(加速)보행이라고 한다. 가속보행을 하면 잘 넘어진다.

걷다가 갑자기 몸이 굳어지는 것을 동결(凍結)현상이라고 한다. 얼굴의 표정이 굳어져 얼굴에 마스크를 쓴 듯한 인상을 주는 것을 마스크 얼굴이라고 한다.

중풍은 한쪽 뇌의 병변으로 신체에서는 반대편이 마비되는 것이다. 좌뇌에 문제가 생기면 우측 반신에 마비가 진행된다. 중풍은 의식을 잃고 쓰러진다. 넘어지는 순간을 기억하지 못한다. 한쪽 편 마비가 오고, 눈 처짐 현상과 현기증이 생긴다. 물체가 둘로 보이는 복시(複視)도 일어날 수 있다.

파킨슨병은 몸의 균형감이 무너진 병이다. 마비가 아니라 동작이 느려지며 굳어가는 것이다. 등이 굽은 채 떨며 위험스럽게 걷는다. 운동의 완급 조절이 되지 않아 그런 것이라 보행을 두려워하게 된다.

파킨슨병은 말투가 어눌해지고 표정이 사라져가면서 서서히 죽어가는 병이라고 할 수 있다. 모든 병이 그렇지만 육신의 굴레 안으로 끌려 들어가는 것인지라, 웃음이 사라진다.

본인만 행복한 병

───── 치매 1

TV는 스타 이야기에 푹 빠져 있다. 왕년에 영화계를 대표했던 미녀 배우가 알츠하이머 치매(癡呆, dementia)로 가족들을 기억에서 내려놓았다고 난리다. 아름다웠던 그녀의 얼굴에 눈꺼풀이 내려앉은, 치매 특유의 초점 없는 멍한 표정이 나타났다. 대한민국의 리즈였나 싶을 정도다. 세월 앞엔 장사가 없다.

기억과 근심이 사라져 처음 보는 사람처럼 되어가는, 가족들에게는 너무나 잔인한 뇌질환 '치매'. 아들딸을 "엄마", "아빠"라 부르기도 하기에 이 병은 자칫 오해되기 쉽다. 무언가에 몰두한 듯 보이고, 혼자 실실 웃기도 한다. 아는 이야기를 했다가 전혀 모르는 말을 번갈아 내던지기도 한다. 평소에는 안 쓰던 쌍욕도 불사한다. 본인만의 세계로 들어가 비극을 즐기는 듯 보이기도 한다.

나이가 들어갈수록 거울을 보기가 싫어진다고 한다. 이마의 주름과 처진 눈, 거칠어지고 커져만 가는 얼굴 윤곽이 거울을 꽉 채우기 때문이다. 그래서인지 얼굴을 당기고 집어넣는 수술을 하고 싶다는 이야기를 많이 듣는다. 필자는 말리는 편이다. 뇌가 치료되면 원래 얼굴로 돌아가기 때문이다.

60대 여자 환자가 내원했다. 친가족처럼 지내는 누님의 막내 여동생이다. 강남 모 병원에 입원 중인 그는 5개 국어를 구사하는 재원이었다. 그런데 혈관성 치매 판정을 받은 후 악화일로가 됐다.

예뻤던 얼굴은 나이에 걸맞지 않게 노화의 흔적이 가득했다. 경직된 표정과 초점 잃은 눈을 갖게 된 것이다. 움직이는 것은 질색이고 먹는 일에만 몰두해 살이 마구마구 쪄가고 있었다.

정신을 놓고 멍하니 앉아 있는 것이 전형적인 치매 환자 모습이었다. 그는 언니 한 명당 하루 100여 통의 전화 폭탄을 날렸다.

"왜 안 와. 옆에 있어야지. 어서 와."

아이 수준의 호소를 퍼부었다. 온 가족이 힘들어 죽을 지경에 이르렀을 때, 언니들은 그를 우리 병원에 데려왔다. 검사한 후 자세히 결과를 설명하며 고압산소 치료를 병행하면 치료 시기를 앞당길 수 있다고 했지만, 언니들의 대답은 한결같이 "기대 안 한다"였다.

그런 그녀가 치료에 들어간 지 13회차에 이르자, 산소 치료를 하겠다며 고압산소 탱크를 향해 혼자 나아갔다. 고압산소 치료를 처음 시도했을 땐, 가스실에 들어간 사형수처럼 괴성을 지르며 강화유리문을 두드려 할 수 없이 꺼내줬던 그녀였다.

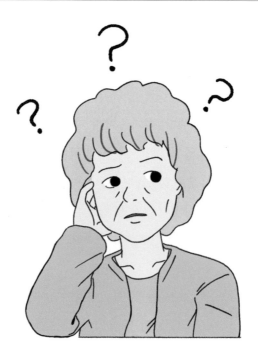

혈관성 치매는 지속적으로 뇌에 대한 혈액 공급이 부족해 발생한다. 알츠하이머성 치매는 뇌 조직의 복제를 방해하는 베타아밀로이드와 타우단백질 등이 쌓여서 일어난다.

그런데 호전돼 스스로 고압산소 치료를 받겠다는 것이다. 언니들과 대화하고 운동과 독서도 하기 시작했다. 얼굴도 예전의 예쁘고 자연스러운 상태로 돌아가게 되었다.

얼굴의 빛은 그의 몸과 마음의 상태를 보여준다. 오랜만에 만난 지인에게 기색을 살피며 하는 말이 있다. "얼굴이 좋아 보인다"와 "어디 아프냐? 혈색이 안 좋네"가 그것이다.

무엇을 보고 이런 말을 하는 것일까. 얼굴에 검사 결과지가 붙어 있는 것도 아닌데…. 그런데 낯빛만큼 그것을 잘 설명하는 것도 없는 것 같다.

치매가 제일 싫어하는 것은 운동이다. 케네스 쿠퍼는 "늙어서 운동을 그만두는 게 아니라 운동을 멈추어서 늙는 것"이라고 했는데 옳은 말이다. 3개월 이상 유산소운동을 하면 뇌의 모세혈관이 30% 증가하기 때문이다. 운동을 하면 신경세포와 신경전달물질이 증가한다.

그는 "유산소운동은 뇌를 계속해서 건강하고 스마트하게 만든다. 하지만 운동을 중단하면 한 달 후부터 신경세포의 기능이 약화된다"고도 했다. 유산소운동을 하면 뇌 신경전달물질이 만들어지고 활성화돼 치매를 예방할 수 있다. 유산소운동을 일주일에 5회 30분씩, 근력 및 균형 운동은 2주에 1회씩 12주간 시켰더니 체력 상승과 인지 기능에 효과적이라는 결과가 나왔다(한국스포츠정책과학원).

필자도 일주일에 5일 1시간씩, 무리하지 않는 범위에서 살짝 땀이 날 정도로 걷기를 권한다. 파워 워킹을 하는 것이다. 관절이 좋지 않은 사람은 잠에서 깨 누운 채로 1시간 동안 몸과 팔다리 운동을 한다. 1시간은 짧은 시간이 아니다. 그렇게만 해도 90세에 혼자서 대중교통을 탈 수가 있다. 치매는 저리 가는 것이다.

뇌도 자야 합니다

———— 치매 2

'노인 10명 중 1명이 치매 환자.' - 보건복지부 중앙치매센터

보건복지부는 2018년 기준 65세 이상 노인 인구 739만 명, 치매 환자 75만 명, 치매 유병률은 10.16%라고 발표했다. 노인 10명 중 1명이 치매 환자라는 얘기다. 평균수명 83세의 대한민국 노인들이 가장 두려워하는 병이 바로 치매다.

트로트 가수 주현미가 부른 '추억으로 가는 당신'이라는 노래가 있다. "너무도 사랑한 당신, 영원히 못 잊을 당신, 추억으로 가는 당신…." 추억에는 세월을 뛰어넘는 '그리움'이라는 힘이 있다.

치매는 삶의 필수요소인 기억을 갉아먹는 질환이다. 기억할 수 있는 가장 어린 시절부터 바로 1초 전까지의 모든 기억은 현재의 상황에 대한 확신을 준다. 어린 시절 어머니였던 분이 지금도 어머니인 것처럼.

특별히 안 좋은 사연을 제외하면 과거 사람들과의 관계를 기억하는

것은 유익하다. 현재의 안정감을 형성하는 기초가 되기 때문이다. 지난날 누군가가 촬영해준 사진에서 우리는 잊었던 시간의 퍼즐을 맞추어나가기도 한다. 사연을 되새기며 위로를 받고, 복수의 칼날을 갈기도 한다. 수많은 문학과 예술작품이 탄생하는 데 동기부여를 하는 것도 추억이다.

3, 4년 전쯤 눈 덮인 철도를 바라보다가 떠오른 명작이 있었다. 러시아 작가 보리스 파스테르나크의 장편소설을 영화화한 '닥터 지바고'였다. 살을 에는 듯한 추위 속 러시아 볼셰비키 혁명 시대에 관한 영화다. 황제에서 민중으로 권력이 이동하는 동안에 나타난 잔인무도한 학살극이 수시로 나오지만, '보고 싶은 것만 보는 것'이 사람이다.

낭만적인 시각을 가진 관람객일수록 아름다운 풍경만 기억한다. 설원을 수놓았던 군의관 지바고와 종군간호사 라라의 이루어질 수 없는 사랑이 있어 더 그랬을 것이다. 볼 때마다 멀어져가는 라라를 향해 대신이라도 손을 내밀어야 할 것 같은 착각에 빠지게 만든다.

50년이 넘은 영화가 왜 눈 덮인 철길에 오버랩되는 것일까. 시간을 '고농축'할 수 있는 기억의 힘 때문일 것이다. 기억을 완성시키는 대뇌피질 감각연합영역과 해마 등의 합작이라는 말이 더 정확할 수 있다. 인간의 기억은 신기루가 아니다. 실체다. 기억하고 싶을 때 떠올릴 수 있다는 것은 저장창고가 따로 있다는 뜻이다.

기억을 관장하는 그곳에도 '관리'가 필요하다. 근무와 함께 급식, 휴식, 환경미화 등을 하는 시설이 구비돼야 하고 담당직원도 필요하다.

세상엔 공짜가 없다. 생활을 하려면 돈이 필요한데, 인체에서는 혈액이 돈 역할을 한다. 그런데 문제가 있다.

갑작스러운 위기에 대응해야 하는 것이 국가다. 이를 위해 대통령과 대통령을 보좌할 비서실의 실행력은 무결점 상태로 대기시켜놓는다. 인체도 그러하다. 대통령인 뇌와 비서실인 심장의 실행력을 무결점 상태로 대기시켜놓는 것이다. 수면무호흡이 이러한 대기를 방해한다.

깨어 있는 동안 죽을 듯이 달려온 입도 수면을 통해 충분한 휴식과 수리를 보상받아야 한다. 그런데 코의 구조가 망가져 코 호흡이 안 되면 입은 쉴 수가 없다. 코를 대신해 '구강(口腔)호흡'을 하는 것인데, 이러한 사람들이 주위에 너무 많다.

좌우 콧구멍을 만들어주고 있는 콧속의 중앙 기둥이자 벽인 비중격(鼻中隔)이 휘어 있거나 콧속[鼻] 좌우[副]에 있는 동굴 같은 공간[洞]인 부비동(副鼻洞)에 염증이 있는 부비동염(축농증)으로 코의 숨길이 좁아진 사람이 매우 많은 것이다. 이러한 이들은 코 호흡을 하지 못해 입으로 호흡하면서 자야 한다. 먹고 마시는 것은 참을 수 있어도 호흡은 그럴 수 없기 때문이다.

입으로 숨을 쉬어도 산소는 부족하지 않지만 먼지와 세균을 제대로 걸러낼 방법이 없다. 낮 동안의 입은 음식물을 소화시키기 위해 많은 침이 분비돼 있다. 입 전체가 촉촉하고 끈적한 상태라 제법 콧속 같은 흉내를 낼 수 있다. 먼지와 세균을 잡아주는 것이다.

문제는 밤이다. 밤이 되면 상황이 전혀 달라진다. 자면서 먹고 마실

수는 없기 때문이다. 입은 낮에 들이마신 공기 중에 포함된 먼지와 세균에 점막 부위들이 시달려 미세한 염증이나 상처가 생기게 된다. 이 상처를 치료하는 시간이 입을 다물고 자는 시간이다.

입은 수면 중인 8시간 동안은 완전한 휴식기에 들어가야 한다. 잘 때는 '입으로 숨쉬기 절대 금지'라는 이야기다.

하지만 코 호흡이 어려워 산소 공급이 줄어드는 수면무호흡 상태가 지속된다면 가만히 있을 수 없다. 뇌가 즉각 명령을 내린다. 세균 및 먼지와 싸울 준비가 되어 있지 않은 입으로 숨을 쉬는 차선책을 실행하라고.

세균 감염과 먼지 유입으로 생기는 피해는 숨넘어가는 것보다는 덜 위험하니까 구강호흡을 지시하는 것이다. 이러한 지시는 뇌가 위기를 의식해 깨어 있기 때문에 가능한 것이다.

이 상태가 지속되면 뇌는 계속 불면의 밤을 보내게 된다. 심장도 일하는 뇌를 위해 더 많은 피를 공급해줘야 하니 함께 밤을 지새운다. 밤에는 덜 일하는 것이 관례인데 낮처럼 일을 하니 당연히 피로가 쌓이고 쌓인다. 대사증후군이 생기고 당뇨, 고혈압, 동맥경화, 중풍, 치매, 파킨슨병, 심장마비 등을 향해 달려가게 되는 것이다.

골프는 좋은데 골프장은 겁나요

──── 협심증 1

환자들 중 골프 삼매경에 빠져 있는 사람들이 많다. "좋은 분들과의 만남에 필요하다"라는 아내의 20여 년에 걸친 권유로 입문해보니, 왜 그 운동에 심취하는지 이유를 알 것 같다. 어릴 적에 운동선수를 꿈꾸었던 내게도 눈알만 한 공을 긴 작대기로 온몸을 써서 맞추는 도전이 쉽지 않았기 때문이다.

이 흥미진진한 운동에 위협을 느끼는 사람들이 있다. 골프장에서 위험에 처했던 환자들의 경험담은 등골을 오싹하게 한다. 골프장 대부분은 산을 끼고 있어 고도차가 있다. 18홀을 도는 동안 어쩔 수 없이 오르내려야 하는데, 심장이 나쁜 이들은 가슴이 오그라들어 흉통(胸痛)과 호흡곤란, 정신이 아득해지는 경험을 한다는 것이다.

모 회사 고문으로 있는 남자 환자분이 내원했다. 그에게서 들은 내용이 인상적이다. 골프를 30여 년 해왔는데 최근 가슴이 죄어드는 위험증상이 나타났다는 것이다. 그래서 "내가 이상해지는 것 같으면 무조건 119를 불러달라"는 이야기를 친구들에게 해놓았다고 했다. 그런데도 안심이 안 돼 요즘에는 아예 필드에 나가지 않는다고 했다.

그는 협심증으로 심혈관이 50% 이상 막혀 있고, 비염과 코막힘, 코골이, 수면무호흡(양압기 사용), 두통, 현기증 등이 일어난다고 했다. 피곤해지면 미열도 난다. 눈은 침침하고 피로감이 심하다고 했다. 복용하는 약은 협심증, 전립선 비대증, 고지혈증, 고혈압 약에서 아스피린까지 다양했다. 치료에 들어갔다.

15일이 경과한 5회차에 혈압이 정상화돼 그는 혈압약 복용을 중단했다. 6회차를 하고는 골프장 18홀을 완주했다. 그사이에 비행기를 이용한 출장도 다녀왔다. 그리고 다시 골프 삼매경에 빠져들었다.

심장은 늘 뇌혈관 문제로 가슴앓이를 한다. 뇌는 심장보다 위쪽에 있어서 중력을 거슬러 혈액을 올려 보내야 하기 때문이다. 뇌혈관은 전체 혈관의 2%밖에 되지 않는데, 전체 혈액의 15%, 포도당과 산소의 25%나 먹어치우는 대식가다. 머리뼈라는 강력한 방패 안에 들어 있으니 저항이 발생해 혈액을 공급하는 것이 녹록지 않다.

그럼에도 '성실 그 자체'인 심장은 묵묵히 최선을 다해 뇌로 혈액을 보내주고 있다. 헌신적이고 강력한 심장 근육이지만 세월 앞에서는 어쩔 수 없다. 남을 살리다가 자신이 죽어가는 의인의 모습을 보이는 것이다.

이유 없이 가슴이 답답하고 찢어지는 통증이 오고 숨이 차는 증상이 시작이다. 계단이나 경사를 올라갈 때마다 힘에 겨워, 병원에 달려가보면 듣게 되는 병명이 협심증이다.

협심증이란 심장에 혈액을 공급하는 관상동맥(冠狀動脈)이 좁아져서 심장 근육에 충분한 혈액 공급이 이루어지지 않아 생기는 질환이

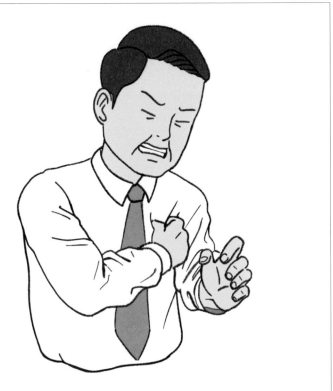

협심증은 심장혈관(관상동맥)이 동맥경화나 혈전 등에 의해 70% 이상 막혀서 발생한다.

다. 관상동맥에 콜레스테롤과 염증세포 등이 뒤섞여 만들어진 혈전(血栓, 피떡)이 쌓여 발생한다. 70% 이상 막혀야 증상이 나타난다.

심장 근육의 기능 저하는 심장이 혈액을 완벽히 짜주지 못하는 상황으로 발전한다. 심장 밖으로 혈액을 내보내지 못하고 남은 혈액이 심장 안에서 맴돌며 혈전화돼 결국 몸 전체에 영향을 끼친다.

심장의 문제는 즉각적이면서도 치명적인 뇌 문제로 이어질 수 있다. 경기가 나빠지면 기름 많이 먹는 자동차를 가진 이가 타격을 받듯, 심장에 이상이 생기면 혈액을 많이 먹어야 되는 뇌가 난관에 빠지는 것이다. 이때 나타나는 증상이 두통과 현기증, 메스꺼움 등이다. 중풍으로 갈 수도 있다.

심장과 뇌는 누가 먼저 죽느냐를 다투는 러시안 룰렛 게임을 하는 사이다. 통뇌법은 '뇌를 소통'시킴으로써 심장의 부담을 대폭 줄여주는 치료법이다. 심장의 혈관 관리능력과 뇌의 신경 조절을 최적화한다. 그리고 산소를 최대로 흡입할 수 있는 상황을 유도하는데, 이렇게 되면 38종 이상의 질병이 동시에 해결된다. 기적 비슷한 상황을 맞는 것이다.

통뇌법으로 뇌질환 문제가 해결된 환자들은 이렇게 말하곤 한다.

"한꺼번에 치료돼버렸어요."

치료를 생중계한 환자

────────── **협심증 2**

연세가 드셨는데도 인물이 좋은 남자 환자가 내원했다. 수산물 경매전문가라 밤을 새우고 새벽에 퇴근하는 게 일상이라고 했다.

"가슴이 답답하고 머리가 띵한 게 꼭 중풍이 올 거 같아요. 머리가 아플 때도 있고 어지럽기도 하고 팔다리도 편치 않은 게 아무리 봐도 중풍이 올 것 같아요."

그는 얼굴이 벌겋게 상기돼 있었고 눈의 충혈이 심했다. 입술도 검붉었다. 심장약과 혈압약을 복용하는데 몸은 편치 않다고 했다. 밤새 신경을 세워 경매를 하니 수면결핍이 있다고 했다. 긴장으로 생기는 '일자(一字) 목'이었다. 목뼈(경추)의 좌우 틀어짐도 나타났는데 뇌척수관과 척추동맥의 압박 등이 합쳐져 발병한 것으로 보였다. 물론 수면무호흡에 따른 만성피로도 한몫했을 것으로 판단됐다.

밤에는 자야 한다. 그런데 신경을 세워 깨어 있으니 심장과 뇌도 할 수 없이 활동하게 된다. 쉼이 없으니 피로는 쌓여간다. 그런데 목뼈의 틀어짐으로 부비동과 뇌척수관이 압박을 받아 중추신경계 기능이 깨지면서 신체 전반의 균형이 무너진 것이 확실했다. 코 숨길도 좁아져 있었다. 그 때문에 잠을 자도 수면무호흡을 해, 원기 회복이 이뤄지지 않고 있었다.

주목할 부분은 뇌와 심장과의 상관관계였다. 뇌혈관의 지속적인 충혈 상태는 심장의 처지에서 볼 땐 매우 골치 아픈 일이 아닐 수 없다. 밤에도 뇌로 가는 혈액이 많으면 뇌가 깨어 있는 상태가 된다.

심장은 45초 만에 뇌를 포함한 온몸을 돌아오도록 혈액을 잘 보내주어야 한다. 뇌혈관은 전체 혈관의 2%밖에 되지 않는데, 필요로 하는 혈액은 전체의 15~20%이다. 그런데 구조적인 문제로 툭하면 뇌혈관이 좁아져버리니 그 많은 혈액을 보내기 위해 압력이 높아진다.

뇌혈관은 끊임없이 심장을 성가시게 하는 것이다. 하지만 사망할 때까지 30억 번 정도(80세 기준) 뛰는 심장은 쉽게 포기하지 않는다. 에너자이저답게 특단의 조치를 발동한다.

'강하고 더 빠르게!'

이것이 심각한 병을 만든다. 그는 얼굴 커짐(안면비대)과 안구 충혈, 뇌혈관 압력 상승 등의 부작용뿐만 아니라 심장의 벽도 두껍게 만드는 상황에 이르러 있었다. 심장이 두근두근하고 가슴 답답함과 뻐근함, 입이 타는 느낌 등을 받고 있는데 검사를 해보면 이상이 없다고 했다. 그런데 혈압약과 심장약은 한 주먹씩 먹어야 했다.

그를 치료하는 지름길은 막힌 길을 '뻥~' 뚫어주는 것이다. 통뇌법으로 병목구간을 뚫어주었다.

30여 년간 진료하면서, 이분처럼 치료 과정을 생중계하는 분은 처음 보았다.

"원장님, 지금 머리 이쪽 부분이 뚫어지는 느낌이 드는데요. 눈의 압박이 뚜욱~ 떨어지는 게 느껴져요. 가슴 왼편도 뻥~ 뚫리면서 머리 앞쪽이 시원해지고 있어요…."

치료하는 의사를 당황시킬 정도로 부위와 느낌에 대해 상세히 설명했다. 메이저리그 생중계를 보는 느낌이다. 이렇게 재미를 들이면서 오늘에 이르렀다.

가장 맛있는 것은 공짜 음식

———— **협심증 3**

모 교단 총회장을 지낸 멋쟁이 목사님이 내원하였다.

"가슴이 조여드는 듯한 통증이 있고 의식이 흐려지는 등 중풍과 죽음의 전조들이 많이 나타납니다. 이미 국내 최고의 종합병원들에서 들은 부정적인 이야기로 마음이 낭떠러지에 있는 느낌이었는데, 후배 공동회장 목회자가 뇌압을 원인적으로 치료할 수 있는 병원이 있다고 하더군요. 어디냐고 물어, 무작정 달려왔습니다.

심장혈관이 2분의 1 이상 좁아져 있고 뇌 상태도 좋지 않아 중풍과 심장질환 중 무엇이 먼저 올지 모른다고 하네요. 매우 위험한 상태라서 한 번만 더 문제가 생기면 생존을 장담할 수 없다고 해서 잠을 이룰 수가 없어요."

강심장의 의사일지라도 이런 이야기를 듣고 담담할 수 없다. 목사님은 메이크업을 하고 계셨는데, 들떠 있어서 꼭 가면을 쓴 것 같았다.

얼굴 피부도 혈액순환이 잘되어야 촉촉하고 미끈한 상태가 된다. 그럴 때 화장품을 발라야 화장이 잘 먹어 색조가 곱게 표현된다.

경동맥은 턱 밑에서 둘로 갈라져 머리뼈의 속과 겉으로 나누어 들어간다. 그런데 뇌 문제로 머리뼈 안쪽으로 들어가는 혈액량이 줄어들면 그만큼 바깥쪽으로 많이 가게 된다. 머리뼈를 둘러싼 피부 근육 조직 전체로 혈액이 평소보다 많이 나가는데, 그 대상에 얼굴 피부도 포함한다.

우리 몸은 '남는 것'을 좋아하지 않는다. 혈액을 통해 공급된 산소와 영양분만큼 혈액에 실려 나오는 이산화탄소와 노폐물이 있어야 한다. 대사를 거친 노폐물은 세포에 남지 말아야 한다. 산소와 양분도 과(過)공급돼 세포에 끼여 있지 말아야 한다. 우리 몸이 원하는 상태는 '균형과 최적화'이다.

피부도 마찬가지이다. 혈액이 산소와 양분을 지나치게 공급해 얼굴 세포에 남게 되면 얼굴 피하조직에 기름과 노폐물, 멜라닌 색소가 쌓이게 된다. 얼굴이 크고 기름지게 되고 지저분하며 검어지는 것이다. 목사님이 바로 그런 얼굴이 되어 있었다.

검사를 해보니 심각하다고 한 것이 빈말이 아닐 정도로 좋지 않았다. 먼저 20회 치료를 진행할 것이며 3, 10, 20회차에 검사를 받아보자고 했다.

"100회라도 치료할 터이니 건강하게만 해주세요."

64회 치료를 마친 후 다니던 종합병원에서 검사 결과를 받았는데 중풍 전조증과 심장 이상, 백내장, 지방간까지 모두 치유되었다고 했다. 목사님은 A+를 받은 학생의 표정으로 분위기 좋은 레스토랑으로 필자 부부를 초대했다.

필자가 "세상에서 제일 맛있는 음식이 무엇인지 아시냐?"고 물었더니, 기억을 더듬어 이것저것을 이야기하였다. 피식 웃으며 "공짜 음식입니다"라고 했더니 박장대소가 터졌다.

이러한 식사를 즐겨야 건강해진다.

4장
구조 혁명

구조를 바로잡아

증상을 없앤다

17년 만에 잡은 교통사고 후유증

———— **두통**

　　여자 환자가 병원 문으로 빨려 들어왔다. 산발한 머리, 초점 없는 눈, 일그러진 표정, 휘청대는 몸짓, 횡설수설하는 입. 흡사 정신과병원에서 방금 뛰쳐나온 행색이다. 조현병, 예전 용어로 정신분열증 환자인가? 빠른 결정이 필요했다.

　조현병은 보호자 없이 대해서는 안 되는 질환 중 하나이기 때문이다. 경험상 변을 당하기 십상이다. 그녀를 돌려보낼 심산이라 핑계를 찾고 있는데 그녀가 웅얼대며 이야기를 했다.

　"17년 전 교통사고를 당한 후부터 두통이 생겼는데 1초도 멈추지 않아요. 자리에 누우면 두통이 더 심해져 잠을 이룰 수도 없고…. 아이고 뭐고 다 필요 없어요. 여기까지 오는 동안 트럭을 세 번 봤는데, 바퀴 사이로 머리를 밀어넣을 생각만 했어요. 용기가 부족해 집어넣지 못했어요. 제게는 용기가 필요해요, 제게는…. 1초 후에는 아프지 않을 거 아녜요. 저 이러다 미칠 것 같아요. 살려주세요. 선생님."

이렇게 두서 있게 말하는 조현병은 없다. 심한 도약과 의식의 분산을 특징으로 하는 것이 조현병의 특징이기 때문이다.

딸과 아들이 있는 교사임을 알게 되었다. 급하게 치료를 시작했다. 1시간이 지나자 그녀가 말했다.

"선생님, 행복해요. 17년 만에 처음으로 머리가 아프지도 어지럽지도 않아요."

치료를 계속하며 머리와 옷 스타일, 화장, 액세서리 등이 변해가는 여성 특유의 치유 과정을 볼 수 있었다. 여자 환자는 남자에게선 볼 수 없는 특이한 치료 정황이 있다. 어느 정도 병증이 해결되면 헤어스타일이 단정해진다. 다음에는 화장하기 시작하며 옷차림이 세련된다. 끝으로 액세서리로 멋을 낸다.

이때쯤 되면 그녀와의 이별을 준비해야 한다. 20회의 치료가 끝났을 때 매우 단정하고 건강한 주부이자 선생님을 볼 수 있었다.

풍선을 터뜨리지 않고 압력을 없애는 방법은 무엇인가? 묶인 곳을 풀어주는 것이다. 그녀는 교통사고 충격으로 머리 내부에 미세출혈이 다수 발생해 부종이 생긴, 전형적인 뇌진탕 증세였다. 뇌 안의 압력이 상승해 불안감, 두통, 현기증, 울렁거림을 겪었다. 심해지면 불면, 졸도, 중풍으로 발전할 수도 있다.

묶여 있는 곳을 풀어주면 되는데, 그 방법이 바로 통뇌법이다.

혈액 공급 이상이 초래하는 의식 단절

——— 졸도

서울 ○○동에서 세탁소를 운영하는 분의 따님이 내원했다. 앞으로 쏟아질 듯한 걸음걸이와 얼굴을 계속해서 만지는 당황스러운 손짓, 검붉은 안색, 두려움에 가득 찬 눈망울을 하고 있었다. 앞이마에 꿰맨 자국 두 군데가 있고 뒤통수에 있는 특이한 정황이 눈길을 끌었다. 흔히 '호치키스'라고 하는 스테이플러에 머리카락 몇 가닥이 묶여 있었다. 자세히 보니 의료용 스테이플러가 머리뼈에 박혀 있고 거기에 머리카락을 걸쳐놓은 것이었다.

여태껏 봐온 어떤 사람들과는 비교할 수 없이 기막힌 손재주와 순발력을 보유한 옷 수선의 달인인 그녀 어머니의 설명은 이러했다.

"서대문 모 병원에서는 소뇌위축, 신촌 한 병원에서는 소뇌위축은 아닌데 원인은 잘 모르겠다고 해요. 2년 전부터 하루에 3, 4회 졸도하고 1, 2주일에 한 번 앞뒤로 심하게 넘어져 12~15바늘을 꿰맸어요. 현기증이 심해 균형을 잡을 수가 없나 봐요. 3주 전에는 폐렴 치료도 했고….”

치료를 시작하고 7주가 지났는데 한 번도 쓰러진 적이 없다고 했다. 안색과 눈빛, 걸음걸이 등 모든 것이 호전되어가고 있다. 오늘은 30분을 걸어 집까지 간다며 진료실을 나갔다.

첫 내원 때는 화장실에서 나오지 못하고 문 앞에서 앞뒤로 넘어져 15바늘씩 꿰맸던 그녀다. 다른 환자를 치료하느라 흘려들었던 “걸어

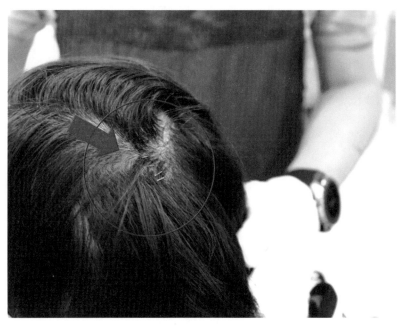

첫 내원 때 넘어져 15바늘을 봉합해야 했던 졸도 환자. 의료용 스테이플러가 머리뼈에 박혀 있었다.

간다"는 말이 후룩 다가와 감전된 듯한 충격을 주었다.

주저앉는 것과 의식을 잃는 것은 전혀 다르다. 주저앉는 것은 '의식의 순간적인 단절 상태'이다. 넘어지는 순간 손발을 이용해 위험한 곳을 피하려는 본능적 회피동작을 한다. 크게 다치거나 위험한 상태로 들어가지 않는 경우가 많다.

쓰러지는 것은 의식을 완전히 잃고 넘어지는 것이다. 손발을 쓸 여유가 없어 큰 나무가 쓰러지듯 중력을 한껏 안은 채 몸이 바닥에 내동댕이쳐지는 것이다. 위험천만한 상황이다(63쪽 뇌출혈 사례 참고).

의식의 단절은 간질과 같은 유전적 소인이나 강력한 스트레스 때문에 불면과 불안이 지속돼 신경계에 이상이 온 경우를 제외하고는 대부분 혈액 공급이 문제가 된다. 따라서 졸도(syncope)도 통뇌법으로 치료할 수가 있다.

옛 기억도 찾아줍니다

기억력 감퇴

'신이 주신 최고의 선물이 망각'이라는 말이 있다. 동의한다. 겪어온 모든 일을 당시만큼의 고통으로 느끼며 하루하루를 산다면 어떻게 살 수 있을까. 잊어야 한다. 그러나 정도껏이다. 심하면 치매가 의심되기 때문이다.

지긋한 나이의 비구니께서 내원했다. 대입 시험에 도전 중인데 머리가 바보가 된 것 같다고 했다. 하나를 외우면 열을 잊어버린다는 것이다. 뇌로 공급되는 혈액량이 줄어들면 뇌의 기능이 떨어진다. 그중 가장 드러나지 않으면서도 불편한 것이 기억력 감퇴이다. 생활은 기억의 연속인지라 기억력이 약해지면 많이 불편해진다. 말해놓고 계속 잊어버리면 관계가 이상해지고 삶이 불확실해진다.

스님은 시험에 합격시켜달라고 응석 아닌 응석을 부렸다. 10회차 치료를 했을 때 그는 이렇게 물었다.

"이 치료를 하면 옛날 기억도 돌아오나요?"

40세 때 평생교육원에서 외우다 못해 포기했던 공식들이 떠오른다는 것이었다.

신체의 모든 부분은 퇴화한다. 뇌 조직과 혈관도 예외가 아니다. 그러나 노화는 혈액의 양과 질에 의해 멈출 수 있다. 거꾸로 10년 이상을 되돌릴 수 있다. 신체 나이보다 중요한 것이 건강나이기 때문이다. 통뇌법은 기억력 감퇴(hypomnesis)를 막거나 역전시킬 수 있다.

눈물의 하수구부터 뚫어라

───── 안구건조

눈을 신경질적으로 빠르게 깜빡이는 여성 환자가 지방에서 찾아왔다. 안구건조(dry eye syndrome)가 너무 심해져 눈이 시리고 야간운전 중에 앞에서 오는 자동차의 헤드라이트가 비치면 아무것도 보이지 않는단다. 옆에 있던 남편에게 말한다.

"내 눈을 파내줘요. 내 눈을….."

남편이 안타까운 표정을 지으며 익숙한 듯 어깨를 토닥여준다.

"최근 한 달 동안 운전하다 가로수 1번, 가로등 1번, 자동차 추돌 3번, 이러다 제가 죽을 것 같아요. 안 아픈 사람은 얼마나 좋을까. 유명한 병원은 안 가본 데가 없어요. 난 차 안에서 죽을 거예요….."

"어려운 문제일수록 공식을 알아야 빨리 풀 수 있는 법입니다. 고생하다 오셨지만 전체적인 문제를 동시에 해결할 수 있습니다."

안구건조는 눈물이 마른 상태에서 눈꺼풀이 상하로 움직이면서 각막 손상이 생겨 시력상실로까지 가는 병이다. 눈물샘의 위축, 눈물 통로의 막힘, 안구의 지방샘 분비장애가 원인이 된다지만 치료법이라곤 인공눈물과 눈물 통로를 막는 등의 미봉책뿐이다. 모두가 현상 유지를 최선으로 알고 있다.

안구건조는 어려운 병이 아니다. 눈부터 콧속까지의 통로 구조 문제다. 안과, 이비인후과를 아우르는 종합적인 사고가 있어야만 답이 나온다. 난치병은 원인을 모를 때까지만 난치일 뿐이다.

눈물샘에서는 면역물질, 수분, 산소를 공급하고, 세척과 윤활작용

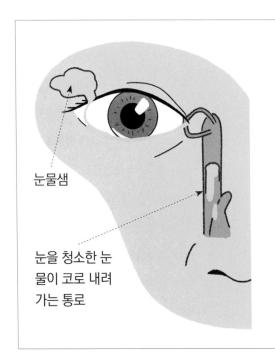

눈물샘

눈을 청소한 눈물이 코로 내려가는 통로

코 앞에 있는 눈물 출구가 막히면 눈에 눈물이 고여 먼지와 세균에 쉽게 오염된다. 이를 막기 위한 미봉책이 눈물샘에서 눈물 배출을 줄이는 것이다. 눈물샘의 밸브를 좁힌 상태가 오래되면 안구건조가 일어난다.

도 해주는 끈끈한 물이 나오는데 이를 '눈물'이라고 부른다. 눈 청소와 함께 눈에 수분, 영양분, 산소를 공급하고 윤활작용을 다하고 나면 눈물은 중력에 의해 눈물 통로를 통해 콧속으로 내려온다. 이 흐름을 위해 코의 숨길 앞부분이 열려 있다.

콧속으로 이어져 있는 이 눈물 통로가 코의 반복된 염증으로 막히게 되면 눈에 눈물이 고이게 된다. 그 물에 먼지와 세균들이 많아져 염증이 일어난다. 가려움과 빡빡함이 심해진다. 손이 자꾸 올라가는 이유다. 눈을 싸고 있는 막에 상처가 깊어진다. 각막과 결막에 염증이 생기기도 한다.

먼지가 많거나 건조한 때, 공기의 온도가 차가워서 눈물의 확산 속도가 늦어지는 상황이면 눈물이 더욱 많이 필요해진다. 당연히 눈물 공급량은 부족해지는데, 이것이 안구건조증으로 진행된다.

이해를 돕기 위해 비유로 설명해보자. 세면대 아래 하수관이 막히면 세면대가 막혔다고 한다. 물을 많이 사용할수록 수도꼭지에서 쏟아져 나온 물 때문에 세면대는 넘쳐나게 된다. 그러면 어떻게 하는가. 수도꼭지를 잠그게 된다.

이것이 오래되면 잠가놓은 수도꼭지도 빡빡해져 물이 안 나오거나 적게 나오게 된다. 세수나 세면을 하는 것은 물론이고 세면대를 청소하는 것조차 어려워져 지저분한 세면대가 돼간다.

안구건조증이 이러한 상태다. 막힌 하수구를 뚫어 물이 잘 내려가게 하면 수도꼭지를 다시 틀 수 있는데, 그렇지 못하니 안구건조증이 일어난다. 하수구부터 통하게 해놓고 수도꼭지를 돌릴 수 있게 해줘야 한다.

안구건조 환자가 끝없이 내원하고 있다. 히알루론산이 첨가된 인공눈물만 열심히 짜넣으며 하루하루를 보낸다고 아우성이다. 이 부류의 환자들을 오래 관찰하며 찾아낸 재미있는 특징 한 가지를 소개한다. 바로 '휴지로 눈물닦기'다. 백이면 백, 모두 휴지로 눈을 깊숙이 그리고 깔끔하게 훔쳐낸다. 유감스럽게도…(279쪽 '눈물샘 스위치' 참조).

나빠지기는 쉬워도 좋아지기는 어려운 것이 우리 몸이다. 네덜란드 속담에 '병은 말을 타고 들어와서 거북이를 타고 나간다'는 것이 있는데 꼭 그런 격이다. 눈 안에 있는 눈물은 청소와 정돈을 하는 청소액이고, 눈 밖으로 나오는 눈물은 버려지는 하숫물이다.

그렇다면 어느 것을 닦아내야 할까. 당연히 이미 오염돼버린, 눈 아래로, 눈 밖으로 흐르는 눈물이다. 눈 안에 있는 눈물은 닦지 말아야 하는데 열심히 닦는 사람이 많다.

잘못된 상식이 몸을 망친다. 청소하고 나온 눈의 하숫물이 콧속으로 빠져나갈 수 있도록 해주는 치료법이 통뇌법이다. 하나를 해결하면 둘, 셋, 넷이 한꺼번에 해결된다. 오지랖 넓게 230만 명이 고생하고 있는 안구건조 대증요법을 꾸짖고 싶어지는 저녁이다.

당뇨의 후유증

──── 실명 1

눈은 세상을 볼 수 있는 창이다. 바로 앞의 문턱이나 도로 위 자동차의 위협에서부터 노을빛으로 흐드러진 하늘 저편까지 많은 것을 보고 느끼게 해준다. 눈이 없으면 미술도 없었을 것이다.

눈 덕분에 먼저 인지하는 위험이 적지 않다. 몸이 열이면 눈은 아홉이다. 코나 귀를 잡으려 하면 장난인 줄 알고 웃으며 뿌리치지만, 눈으로 손가락이나 도구를 가져가면 두려움을 느끼는 것은 그만큼 눈이 소중하기 때문이다.

어떠한 이유에서건 눈이 보이지 않는다는 건 공포다. 실명은 여러 원인에 의해 진행될 수 있지만, 당뇨 합병증에 의한 망막증후군은 첫손에 꼽히는 원인이다.

빛을 받아들이는 망막의 혈관이 동맥경화로 압력이 증가하다가 파괴되면 실명으로 가게 된다. 그러나 병원에서는 진행을 늦추는 데만

역점을 두고 있을 뿐 치료법은 여전히 개발 중에 있다.

10여 년 전에 통원했던 당뇨 환자가 몇 년 만에 다시 와서 황급히 말을 했다.

"좌측 눈이 거의 보이지 않아요. 오른쪽 눈도 점점 침침해지고요. MRI 검사상 뇌경색도 진행 중이래요."

"빛이 보이십니까?"

"예, 약간은요."

"그럼 망막 혈관이 아주 조금이나마 살아 있다는 증거입니다. 한번 해볼 만합니다."

치료한 지 20회가 지나자 그는 두 눈이 멀쩡해져 손자와 재미난 시간을 보내게 됐다. 심하게 좁아졌던 뇌혈관이 정상으로 돌아온 건 물론이다.

뇌혈관의 정체는 안구의 혈관 정체로 이어진다. 당뇨로 증가한 콜레스테롤로 말미암아 혈관 벽에 노폐물이 쌓여 혈관이 충혈되거나 혈행장애가 발생하므로 눈의 기능이 지속적으로 저하된다. 망막박리가 일어나는 경우가 많다. 결국은 실명으로 진행된다.

대한당뇨병학회에서 발표한 2016년 기준 30세 이상의 당뇨병 유병률이 14.4%라고 한다. 당뇨병 전(前) 단계에 있는 인구를 더하면 1300만 명에 달한다고 한다. 소아당뇨는 적다고 보고 우리나라 전체 인구를 5000만 명으로 본다면, 4명 중 1명이 당뇨의 위협에 노출되어 있는 것이 된다.

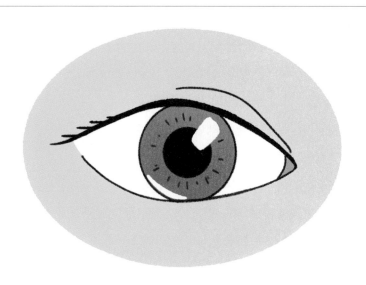

몸이 열이면 눈은 아홉이다. 당뇨 등으로 말미암아 뇌혈관이 정체되면 안구 혈관도 같이 정체돼 실명할 수 있다. 당뇨 등으로 생기는 뇌혈관 병목을 제거하는 것이 통뇌법이다.

　당뇨는 우리 몸에서 에너지원으로 이용하는 포도당을 조절하는 기능이 망가진 병이다. 포도당 조절이 잘못되면 질 나쁜 지방이 혈관에 쌓여 후유증이 발생한다. 협심증과 심근경색 등의 심장질환은 물론이고 중풍 같은 뇌혈관 장애, 신부전증 같은 콩팥의 문제 등이 나타난다. 팔다리 동맥이 염증성 변화를 일으켜 팔다리가 썩게 되는 버거씨병과 대동맥질환, 심뇌혈관질환, 신부전, 간경화 등이 당뇨가 일으키는 합병증이다.

당뇨를 고치려면 유산소운동이 필수적이다. 콜레스테롤 소모량을 극대화하고 혈관을 최대한 건강하게 유지시키기 위해서다.

자동차도 오래 세워놓으면 연료나 윤활유 계통 등에 슬러지(침전물)가 낀다. 일주일에 한 번 정도는 운행해야 탈이 적어진다.

하루가 멀다 하고 차를 운행하던 시절, 내 차를 중고차업자에게 넘겨줄 때마다 이런 이야기를 들었다.

"원장님 차의 엔진은 길이 잘 들어 있어요. 이 차 걸리는 사람은 운 좋은 사람입니다."

그때의 필자 뱃살은 지금보다 보기에 아름다웠다. 우리 몸은 거짓말을 모르는 진실한 친구와 같다. 얼마나 정직한지 모른다.

"운동량과 건강은 비례한다"고 매스컴에 나오는 전문가들은 입에 침이 마르게 이야기하고 있다. 그런데 의사 입장에서 볼 땐 다행스럽게도(?), '운동하라'는 조언을 요즘 젊은이들 말로 '개무시'하는 환자가 너무도 많다.

축농증이 만든 암흑

──── 실명 2

부인의 손에 마지못해 끌려 들어오는 남편 눈빛이 인상적이다. 포기한 듯 보였기 때문이었다.

"원장님, 남편이 오지 않으려고 하는 걸 간신히 데려왔어요. 큰 병원은 거의 다 다녀봤는데 시력이 상실될 거라고 하네요."

남편의 좌측 안구가 조금 달라 보인다.

"혹시…."

"이 사람 왼쪽 눈이 의안인데 오른쪽 눈도 멀어간대요. 벌써 세 번이나 자살을 시도했어요. 무서워 죽겠어요."

남편은 하늘이 무너진 듯한 표정으로 필자에겐 아예 눈길도 주지 않았다. 짐작한 대로 실명(blindness) 환자였다.

"가는 데마다 원인은 모르겠다고 하는데, MRI상으로는 전두동(前頭洞)과 상악동(上顎洞)에 고름이 꽉 찼대요."

그리고 치료에 대한 설명을 해나갔는데 남편이 휙 돌아서 진료실을 나갔다. 부인은 미안해하는 표정으로 따라 나가려 했다.

"고칠 수 있다고 봅니다. 하지만 큰 종합병원을 다니던 분들은 저희 정도 규모의 의원을 쉽게 신뢰하지 않습니다. 기다려드리겠습니다. 가고 싶은 병원이 있으시면 더 돌아보고 오시지요."

그렇게 부인을 잠시 붙들어 세웠다. 그리고 덧붙였다.

"두 달 정도 후면 돌아오시게 될 겁니다. 기다릴게요. 제가 긍정적인 치료 의견을 제시했기에 엉뚱한 행동은 하지 않으실 겁니다."

두 달여가 흐른 어느 날, 부부가 다시 찾아와 치료를 시작했다. 8회차 치료로 접어들던 날부터 남편이 웃기 시작했다. 18회차 치료를 하는 날, 남편은 "직장에 다시 나가도 되겠냐?"고 물었다. 눈이 정상이 되었단다. 28회 치료를 끝으로 실명 위험 환자 한 명을 졸업시켰다.

눈의 위아래에 있는 전두동, 사골동(篩骨洞), 상악동에 염증이 차면 압력 때문에 당연히 안구를 압박하게 된다(166쪽 그림 참조). 그 때문에 안구의 혈관 압박이 심해지면 망막 부위의 혈관이 파열되며 망막층이 찢어져 눈 속의 수분이 새어 들어가 망막의 일부 또는 전부가 안구벽과 떨어지는 망막박리(網膜剝離, detachment of the retina)가 온다. 실명을 하게 되는 것이다.

전두동 등에 염증이 차는 것이 무엇인가. 축농증 즉 부비동염이다. 축농증의 후유증이 엄청나게 다양하다. 가장 심각한 것이 안구를 압박해 실명으로 가게 하는 것이다. 통뇌법은 눈에도 빛을 줄 수 있다.

숨길을 뚫어 눈 문제를 해결한다

─── 결막염

환절기가 오면 비염, 편도선염과 더불어 증가하는 질환이 알러지성 결막염(allergic conjunctivitis)이다. "두 눈을 파내고 싶다"는 극단적인 호소가 나올 정도로 지독한 가려움은 이 안구 질환을 겪어본 이들만이 알 수 있다.

부산에서 한 남자아이가 엄마의 손에 이끌려 병원 안으로 들어섰을 때 그 병임을 직감할 수 있었다. 신경질적으로 한 손으로 눈을 후벼 파고, 한 손으론 코를 쓸어 올리는 것을 반복하고 있었기 때문이다.

"언제부터 이렇습니까?"

"평소에도 그렇지만, 특히 환절기가 되면 심해져요."

그 와중에도 아이는 눈코에 대한 공격을 계속하고 있었다.

"그렇게 눈을 부비면 눈알에 상처가 나서 더 가렵고 눈도 나빠진다. 코를 올리면 코가 미워지고."

그 말에 더 불안해졌는지, 아이는 시선을 피한 채 빠른 몸짓으로 대답을 대신했다. 엄마의 장탄식이 진료실의 무게를 더하는 듯했다. 어머니는 네 살배기 아이도 같이 안고 왔다.

"그럼 이 아이도?"

"그런 것 같아요."

"그렇군요. 그런데 너무 어려서 이 아이까지는 그렇고…. 또 부산에 계신 것도 마음에 걸리네요."

"그건 염려 마세요. 이미 담임선생님께 말씀드리고 올라왔어요. 한 달 정도 학교를 쉬고 치료하렵니다."

다행이었다. 치료 3주가 넘어가자 치료에 치를 떨던 아이의 손끝이 얌전해져갔다. 엄마는 막내를 돌보느라 바쁘다며 아이 혼자 통원시키게 되었다. 네 살배기는 좀 더 자라서 알아들을 때까지 기다려야 치료할 수 있을 것이다.

지독스러운 알러지성 각막염과 결막염도 알고 보면 콧속 눈물 출구의 막힘이 문제의 발단이다. 부모로부터 물려받은 면역체계의 과민반응이 합쳐지면 더 심해진다. 안구건조에 준해 치료하면 된다. 코를 해결해 눈 문제도 풀어내는 통뇌법은 세월이 흐를수록 효과가 좋아지는 '묵은 된장' 같다.

사골동에 가득 찬 염증이 눈을 밀어내

────── 안구돌출

　　눈이 유난히 돌출된 여자 환자분이 내원했다. 갑상선항진증을 앓는 환자 중에서 안구돌출(exophthalmos)로 힘들어하는 경우를 많이 봤는데, 이분은 그런 경우가 아니었다.

　서울 모 대학병원 이비인후과 과장님이 "MRI와 CT검사 결과 부비동 중 눈 뒤쪽을 차지하고 있는 사골동에 염증이 심해서 안구가 돌출됐다. 전두동과 상악동에도 염증이 심하니 사골동을 깨는 수술을 해야 하니까 날짜를 잡으라"고 했단다. 전신마취를 해야 한다는 등의 말을 듣고 거의 멘붕 상태에 빠져 있다고도 했다.

　"차 있는 고름을 빼면 팽창해 있던 사골동이 수축되면서 안구를 미는 힘이 없어집니다. 모든 일이 그렇듯이, 안구도 근육의 균형이 잡혀 있어야 눈이 제 위치에 있거든요. 뒤에서 미는 힘을 없애면 원위치로 돌아갈 겁니다."

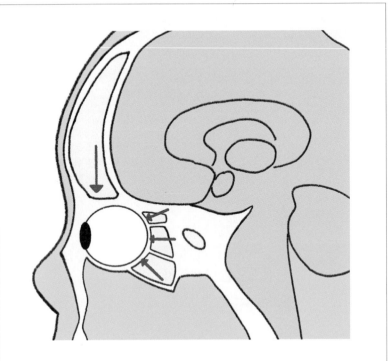

부비동인 사골동과 전두동, 상악동 등에 고름이 쌓이면 그곳의 부피가
커져 안구를 압박해 눈을 돌출시키게 된다.

눈이 제 위치를 지키고 있기 위해서는 6개의 근육과 3개의 신경
이 정상적으로 작동해야 한다. 사골동은 부비동 중에서는 가장 많은
4~17개의 동굴로 된 스펀지 구조라 탄력성이 있다. 염증이 차서 팽창
하면 눈을 앞으로 미는 힘이 생겨 눈이 돌출하게 되는 것이다.

통뇌법은 사골동의 염증을 제거해 그녀의 눈을 안전한 상태로 만

들어주었다.

당뇨의 시작은 운동 부족인 경우가 대부분이다. 운동하지 않을수록 근육에서는 소모되는 에너지가 적어지고 혈관에는 남아도는 콜레스테롤의 양이 많아져 장기에 공급되는 혈액이 혼탁해진다.

모든 장기가 망가져가는데 그중에서도 안구 혈관은 그 기능의 중요성에 비해 다른 신체 기관의 혈관보다 좁기에 더 크게 영향을 받는다. 쉽게 말해 '더 잘 막힌다'는 얘기다.

'소 잃고 외양간 고치기'라는 속담보다는 "미래를 예측하는 최선의 방법은 미래를 창조하는 것이다"라고 설파했던 미국의 컴퓨터 과학자 앨런 케이의 말에 귀 기울이는 것이 신상에 이롭다고 목에 핏대를 세우고 싶다.

혈관의 병목현상을 근원적으로 해결하는 프로그램인 통뇌법에 대해 관심을 가져야 한다. 원인 방치는 질병의 창궐로 이어질 수 있다는 명확한 사실을 요즘(2020년) 코로나19 확산을 통해 마음 아프게 확인하고 있다.

분명히 말하지만 당뇨를 포함한 모든 병의 후유증은 병이 치유되지 않았을 때에 나타나는 것이다. 더욱 나쁜 결과로 이어질 것이 자명하므로 의료기법을 동원하든 운동치료를 행하든, 포기하고 주저앉게 해서는 결코 안 된다.

이관을 뚫어줬더니 고막도 재생돼

───── **중이염 1**

30여 년이라는 세월을 의료인으로 있다 보니 별의별 인연을 다 만든다. 개업한 지 3년쯤 됐을 무렵, 그러니까 매우 젊었을 때 세 살배기 남자아이가 진료실을 찾아왔다.

천식으로 치료받던 그 아이가 호전된 이후로는 그의 누나 둘과 부모님, 할머니까지 온 가족의 주치의가 되었다. 그러던 어느 날, 평소에도 말귀를 잘 알아듣지 못하시던 아이의 할머님한테서 일이 터졌다. 소리가 들리지 않고 귀에서 쩌걱쩌걱거리기만 한다는 것이었다.

"어머니, 들리세요?"

딴청을 부리신다.

"잘 안 들리시죠?"

입 모양을 보시고 아는 척하신다. 정확하지는 않지만 눈치로 아는 거다.

따님이 말했다.

"어머님께선 중이염이 지병인데, 요즘은 아예 말을 못 알아들으시는 것 같아요."

"당연하죠. 중이염이 이렇게 심하게 오래되면, 중이(中耳) 내부의 소리 전달체계가 손상되니까요."

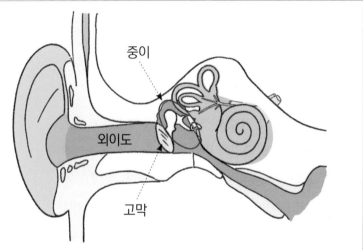

귀를 청소해준 액체(청소액)도 눈 아래에 있는 이관(耳管, 유스타키오관)을 통해 코로 내려가 위장에서 소멸돼야 한다. 그런데 부비동염(축농증)이 심하면 부비동은 물론이고 비갑개도 내려앉고 그에 따라 이관도 좁아져 귀 청소액은 잘 내려오지 못한다. 콧속은 부비동에서 나온 고름과 눈, 코, 귀에서 내려온 청소액으로 더욱 오염되는데, 이때 양쪽 코를 누르고 세게 풀면 고름 등이 이관을 통해 거꾸로 귀로 들어가 중이염 등을 일으킬 수 있다.

이관(耳管)이 막혀서 귀에 염증이 차는 병이 중이염이다. 내시경으로 본 양쪽 귀의 고막 주변이 점막과 엉켜서 구분되지 않았다. 고름이 얼마나 심한지 화산의 분화구처럼 부글거리고 있었다.

"치료 오래 받았어요. 배출관(튜브)도 여러 번 박았고요."

치료 12회차에 할머니께서 갑자기 이렇게 말했다.

"선생님, 이런 일이 있을 수 있나요? 교회에서 설교를 듣고 있는데 목사님의 목소리가 거의 안 들리다가 갑자기 '빵~' 하며 폭탄 터지는 소리가 나더니, 너무나 잘 들리는 거예요."

이관이 열리면 소리도 열린다. '귀 출구'인 이관은 콧속의 뒤쪽으로 열려 있다.

부비동염(축농증)이 심해져 부비동이 내려앉고 비갑개가 처지면 이관도 좁아진다. 코 숨길이 막히면 눈과 귀의 청소액과 부비동에서 나온 분비물 때문에 콧속이 더욱 답답해진다.

코가 막힌 상태에서 세게 풀어버리면 귀, 눈, 부비동으로 청소액이나 염증이 역류되어 이관, 코, 눈물관, 부비동의 출구가 막힐 수 있다. 중이염이나 결막·각막염, 부비동염(축농증)이 심해지는 것이다.

통뇌법 중 이관통기법으로 할머니의 이관을 뚫어주었더니 고름이 빠져나가 청력이 회복된 것이다. 내시경으로 들여다보니 고막까지 재생되어 있었다.

이관통기법

중이염 2

매서운 칼바람이 불 때 경남에서 20세 된 청년이 내원했다. D그룹 사장으로 퇴직한 환자의 소개로 왔는데, 내시경 카메라로 본 귀의 상태가 예사롭지 않았다.

병명은 우측 귀에 발생한 '진주종성 중이염'. 수술은 세 번이나 받았다고 한다. 청력이 많이 저하돼 우측으로는 잘 듣지 못했다. 상황이 좋지 않아 여름방학 때 4차 수술을 받으려 한다고 했다.

진주종성 중이염(otitis media with cholesteatoma)은 합병증이 무서운 병이다. 진주 모양의 염증이라 '진주종성'이라는 이름을 가졌을 뿐이다. 염증이 고막 안쪽 점막에 있는 상피 조직에 침투하면서 각질이 쌓이며 주변의 뼈 조직을 파괴한다. 난청이나 안면신경마비, 현기증 같은 합병증을 일으킨다. 20회 치료가 꼭 찬 날, 그가 말했다.

"귓속이 깨끗해졌대요. 수술은 당장 안 해도 된다네요."

이관을 뚫어준 것이 이러한 결과를 낳았다. 이관통기법(耳管通氣法)이 없다면 난청 치료는 어렵다.

섣불리 인공달팽이관 수술을 하지 말고 반드시 내원하기를 강권해 본다. 이관통기법은 2017년 이후부터 통뇌법의 치료 범위에 들어와 놀라운 성과를 보이고 있기 때문이다.

면봉 사용 금지!

외이도염

예전에는 아이들을 귀찮다고 느끼는 편이었다. 오기만 하면 시끄러운 데다 뛰어다니다 넘어지는 등 온갖 극성을 부리기 때문이다. 보기에는 예쁘지만 키우기는 힘든 게 아이들 아닌가? 고통으로 날카로워져 있는 어른 환자들의 불평이 얼마나 많았는지 모른다.

어느 날부턴가 생각이 바뀌기 시작했다. 귀엽고 예쁜 것들이 단지 조금 시끄럽기만 하다는 쪽으로…. 똘망똘망한 눈망울과 나불거리는 입 모양이 그렇게 사랑스러울 수가 없었다. 귀한 놈들을 성가신 존재로 여기고 있었다니, 30여 년간의 의사 생활이 얼마나 메말랐는지 반성하게 된다. 여자아이가 까불대며 엄마 손에 이끌려 들어왔다.

"어떻게 오셨는지요?"

"아이가 자꾸 귀를 만져요. 이비인후과에 가니까 외이도염이라 하던데."

내시경으로 귀를 들여다보고 깜짝 놀랐다. 모여 있는 개구리 알처럼 투명한 물주머니들로 귓속이 가득 차 있는 게 아닌가.

"알레르기성 외이도염이네요. 아주 심한데요."

"왜 이렇게 반복해서 심해지는지 모르겠어요. 속상해 죽겠어요."

외이도는 귀 입구에서 고막까지의 길을 말하는데, 먼지나 세균, 심지어는 벌레까지도 들어올 수 있는 개방형 구조다.(169쪽 그림 참조) 귀 바깥쪽을 향하는 섬모(솜털) 운동과 면역과 청소를 담당하는 점액이 나와서 청결을 유지한다. 이렇게 나오는 것을 '귀지'라고 한다. 귀는 큰 탈 없이 스스로를 잘 관리한다.

외이도의 자가 관리 시스템이 본인 과실로 망가지는 경우가 종종 있는데, 가장 흔한 행위가 '면봉을 이용해 귀가 시원할 때까지 파주는 것'이다. 어머니가 어릴 때 귀 후비개로 청소해주시던 귀 청소 방법과 거의 유사하다. 도구만 다를 뿐이다.

면봉의 순백이 귀를 청결하게 해줄 것 같은 착각을 일으킨다. 그런데 현미경으로 들여다보면 기대와 달리 날카로운 표면을 많이 갖고 있다. 외이도염(otitis externa)의 상당 경우가 잘못된 습관에서 비롯됐음을 많이 보아온 터라 반대편 귀도 내시경으로 들여다보았다. 역시 찰과상을 동반한 피딱지가 보인다.

"귀 자주 파주시죠?"

"예. 귀 밖으로 귀지가 보이면 불결하잖아요."

"귀지는 저절로 배출되니까 보기 싫어도 그냥 놔두셔요. 귀지가 나오는 것은 문제가 아닙니다. 면봉으로 파고 싶으면 의료용 알코올을 묻혀서 하세요. 소독도 되고 상처가 안 생깁니다."

아이는 중이염에다 충혈과 알레르기까지 있는 상태인데, 면봉으로 건드려 외이도염까지 생긴 경우였다.

통뇌법 중 코 숨길을 정상화시키는 비강내치(鼻腔內治)요법과 코 뒤편에 있는 이관을 뚫어주는 이관통기법(耳管通氣法), 통비탕(通鼻湯), 외이도 염증을 잡아주는 귓속에 넣는 약을 처방하여 귀 만지는 습관의 원인을 깔끔하게 제거해주었다.

상기도에 붙은 염증 제거하려다…

───── **기침**

병원 밖 엘리베이터에서부터 "쿨럭" 하는 소리가 들리더니 "딸랑" 소리와 더불어 병원 문이 열린다. 자매가 들어왔다.

"쿨럭 커억~컥~~."

간호사가 말한다.

"십여년 전에 오셨던 자매분인데 지방에 사십니다. 지방에서 계속 이비인후과에 다녔는데, 한 달 이상 감기약을 드시고 비염 치료를 해도 낫질 않아 오전에 그곳의 병원에 들렀다가 원장님이 생각나서 바로 올라오셨대요."

환자가 숨을 헐떡이며 말했다.

"원장님, 안녕하세요. 쿨럭쿨럭 캐액~객."

"검사부터 하세요. 이 상태로 조금만 더 방치했다면 만성기관지염이나 천식이 될 뻔했네요."

그분은 인쇄소를 운영한다고 했다. 만성적인 부비동염증으로 약해진 코와 후두점막에 출판공장의 화학물질 자극으로 경련이 발생해 쉼 없이 기침(cough)을 했다. 콧속의 기도(숨길)를 교정하여 정상 크기로 복원함으로써 호기(呼氣)와 흡기(吸氣)의 저항을 없애고 부비동 염증을 대폭 제거한 후 기다려보았다.

연속되던 기침이 5분이 지나도록 1회뿐이었다. 20여 분 경과 후 기침 소리가 전혀 들리지 않아 돌아가도 좋다고 하니, 자매분이 연신 인사를 한다.

기침이란 원래 호흡에 방해가 되는 이물질 제거를 위한 방어 기전이다. 특히 염증이 있는 부비동 내 고름 등이 코로 배출된 후 호흡에 의해 물기가 마르면 끈적해져 코나 입 뒤의 상기도에 달라붙어 발생하는 경우가 많다. 이것을 후비루(後鼻淚)라고 한다. 반사적으로 강력한 공기 압력을 발생시켜 떼어내려고 하는 것이 기침이다.

원래는 좋은 목적으로 시작되었지만 기침이 반복되면 강한 배출압력 때문에 기관지 점막이 손상돼 흡입 공기 중에 들어 있는 적은 수의 세균만으로도 염증이 생긴다. 염증의 반복은 만성기관지염과 천식 등으로까지 발전할 수 있으므로 신속한 치료가 필요하다.

하지만 대부분의 경우 감기가 잘 안 낫는다고 생각해서 감기약을 장기 복용해 점막까지 마르게 한다. 이로 말미암아 기관지의 상처는 깊어진다. 기침이 점점 심해져 천식이나 기관지 확장증으로까지 진행된다. 통뇌법으로 염증을 제거하면 기침도 사라진다.

기관지 근육의 병적인 수축

───── **천식**

창백한 얼굴을 한 어린아이가 부모님과 함께 들어왔다. 엄마의 표정이 너무 어두워 선뜻 대화를 시작하기조차 어렵다. 아빠는 저만치 그림자처럼 무겁게 서 있다.

"저희 아이 때문에 왔어요. 감기가 자주 걸리더니 작년부터는 쉼 없이 기침하다 호흡곤란까지 와서 대학병원에 입원시키게 됐어요. 그런 후부터 애가 감기만 걸리면 집안 전체가 초긴장 상태가 돼요. 밤새도록 쳐다보고 있어야 하고 열이라도 나면 불안하기도 하고…."

"천식의 원인은 코호흡이 안 돼서 그러는 겁니다. 코는 0.25초 안에 외부 공기의 80%를 정화해주는데, 이곳이 구조적 변형과 만성 염증으로 제 기능을 잃으면 입으로 숨을 쉬게 돼 후두, 기관지, 폐 순서로 점막이 망가지게 됩니다. 염증이 반복되면 소염제, 항생제 등의 융단폭격이 시작되겠죠? 점막에 붙어 있는 정상 세포들도 이 약들의 공격으로 손상됩니다. 점막이 약해지다가 기관지 근육까지 염증의 손길이 미치게 될 즈음, 기관지 근육에 강력한 수축이 발생하는 호흡곤란이 생기는데 이것을 천식(asthma)이라 부르죠."

"여기서는 어떻게 고친다는 거예요? 잘한다는 곳은 다 돌아다닌 끝이라 믿음도 많이 줄어들어 있어요."

그렇다. 환자와 보호자들이 의사를 신뢰하지 않는 게 요즘의 세태다. 투자의 결과에만 익숙한 시대이기 때문이다. 25년 전에 학생들과

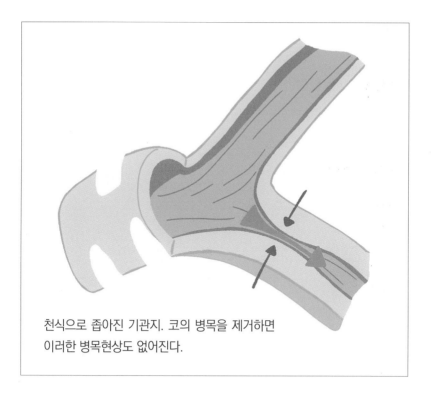

천식으로 좁아진 기관지. 코의 병목을 제거하면
이러한 병목현상도 없어진다.

한의사 동료들에게 강의를 하면서 필자가 했던 말이 떠오른다.

"앞으로는 '자판기 의료시대'가 올 겁니다. 진료비를 내는 만큼 고쳐야 하는, 그래서 의사가 힘든 시대가 반드시 옵니다."

우주에서 가장 정밀한 인간이라는 생명체를, 지식이라는 작은 잣대로 재야 하는 이가 의사다. 이들이 극복해야 할 대상으로 삼은 것은 인체였다.

필자에게는 중추신경계의 문제인 중풍의 원인적 예방치료부터 난치성 질환인 비염, 천식 등의 문제를 쓸어 담고 싶었던 시절이 있었다.

치료가 3회차가 되어 아이의 숨소리가 많이 좋아졌는데 문제가 생겼다. 가래 때문에 반복기침을 가끔 했다.

'이러다 다시 입원하는 것은 아닌가.'

코의 숨길을 열어준 후 부비동 내의 염증을 제거하다 보면 부비동의 배출구가 열려 부비동 안의 점액 섬모운동이라는 배출 기능이 되살아난다. 부비동 안의 솜털이 염증성 분비물을 코안으로 밀어내게 되는 것이다.

이게 문제였다. 코안으로 배출된, 오래되어 끈적거리는 부비동의 염증성 분비물이 목 뒤로 흘러가서 후두에 붙게 되면, 이것을 떼어내기 위한 반사작용으로 기침이 나올 수밖에 없기 때문이다.

"잘 때 가슴을 많이 해주고 코에 식염수를 직접 분사해주세요. 그래야 고름이 잘 떨어져 식도로 넘어간 후 위장에서 녹아 없어지거든요."

두 달여가 지났다. 모처럼 어머니와 아이가 오셔서 이런 소식을 알려주었다.

"그동안 감기가 올 듯하다가도 3일 안에 자연치유를 반복하더니 이젠 그나마 걸리지 않네요. 기침은 멎은 지 오래고, 기관지 확장제인 '싱클레어' 등도 사용하지 않은 지 제법 되었습니다."

아이의 입술이 연분홍색으로 변해 있었고, 뽀얀 얼굴에 핏기가 돌아 인형을 보는 것 같았다.

편도선을 제거하지 마세요

────── 편도선염·성대결절

편도선이 심하게 부어 기도를 막으면 숨쉬기조차 힘들어 진다. 조금이라도 과로하거나 감기 기운이 돌면 영락없이 고열과 두통, 호흡곤란 등을 동반하며 오는 고통스러운 질병이 아데노이드염 (adenoiditis)과 편도선염(tonsillitis)이다.

코가 고유의 기능을 잃어버려 마지못해 선택하는 구강호흡은 창을 들고 서양군대의 신식 총에 대항했던 조선군의 모습만큼 처량하기 그지없다. 코의 정교한 방어 기능에 비하면 편도선의 구조와 기능은 취약하기 짝이 없기 때문이다.

이런 미봉책이라도 쓰지 않으면 호흡 중추인 폐가 위험에 노출되므로 편도선이 기꺼이 희생하는 것이다. 마구 침입해 들어오는 먼지와 세균, 건조한 공기들을 막아보려고 편도선이 크기를 키운다.

7세 남자아이가 부모를 따라 내원했다.

"코를 너무 심하게 골아요. 입으로 숨을 쉬고요. 대학병원에 갔더니 수술하자고 하네요. 어쩌면 좋아요?"

잘생긴 데다 하는 행동도 귀여운 녀석이었다. 그런데 내시경을 통해 본 코와 목의 모습은 처절함 그 자체였다. 딸기만 한 4개의 염증 주머니가 코 뒤부터 목 안까지, 기도의 4분의 3 정도를 점유하고 있었다. 이런 상황이니 코나 입으로의 호흡이 부족한 것은 당연했다. 수면 중에는 숨소리까지 답답하기 짝이 없었을 것이다.

부어 있는 편도선과 아데노이드를 무조건 절제하여 방어벽을 스스로 허물어버리는 수술요법이 얼마나 어리석은 선택인지 알아야 한다. 잘라내고 나면 되살릴 길이 없기 때문이다.

이러한 수술을 하려는 분들은 꼭 전문가와 상의한 후 결정하기를 권한다. 긴 침을 이용한 편도선 사혈과 콧속의 숨길 교정, 부비동 염증을 제거하는 통뇌법으로 해결할 수 있기 때문이다.

몇 년 전 어느 날 경기도 광주의 태재로 넘어가는 길에서 트렁크의 짐을 정리하고 있는데 좌회전을 하던 승합차 한 대가 갑작스레 내 차 뒤에 급정거했다. 놀란 눈으로 쳐다보고 있으니, 체격 좋은 여자분이 청색 마스크를 쓴 채 차에서 내리며 마스크를 벗었다.

"원장니~~임."

양희은과 동시대의 포크가수로 가창력이 대단하셔서, 라이브카페에서 매우 친해진 분이다. 그는 중고음이 갈라지는 성대결절로 치료를 받았었다.

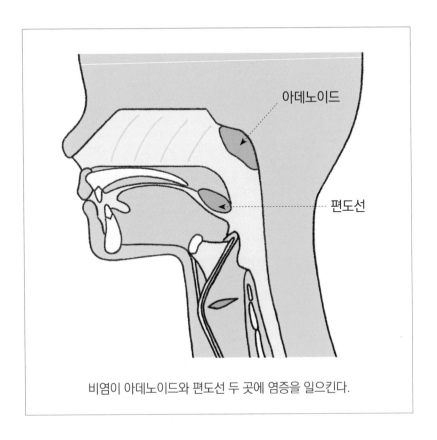

아데노이드

편도선

비염이 아데노이드와 편도선 두 곳에 염증을 일으킨다.

"안녕하셨어요? 마스크는 어떤 이유로…?"

"원장님은~~, 심했던 성대결절 치료 후에도 마스크로 목을 보호하라고 하셨잖아요. 공연 전후는 물론이고 평소에도 마스크를 생활화하니까 목이 참 편해요."

아름다운 소리를 앗아가는 무서운 질병인 성대결절(vocal nodules). 표정만큼이나 첫인상을 결정짓는 중요한 역할을 하는 것이 목소리다.

음질이 곱고 아름답길 원하는 건 모두가 바라는 바이기 때문이다. 상큼한 눈망울과 맑은 목소리는 상대의 호감을 일으키고, 음흉한 눈빛과 거친 목소리는 비호감의 원인이 된다.

하지만 어렸을 적 목소리를 유지한다는 것이 쉽지 않다. 오염된 대기환경과 고음을 강요하는 환경 등의 많은 이유가 있지만, 심도 있게 관찰한 결과 성대를 손상시키는 가장 중요한 이유는 '구강호흡'에 있었다.

구강호흡을 하면 먼지와 세균은 물론이고 온도와 습도 조절이 안 된 공기가 들어가 기관지와 폐를 반복적으로 감염시킨다. 이때 나이가 5세 이하라면 아데노이드가 커지고 편도선이 수시로 부어오른다.

이래도 방어가 안 되면 발성 기관인 성대가 호흡기 최후의 전쟁터로 변한다. 성대 점막에 먼지와 세균이 많아져 염증이 생기는 것이다. 반복된 염증으로 두꺼워진 성대는 두께가 다른 거친 떨림을 내 '탁한 소리'를 만든다. 소음(騷音)성 발성을 하게 되는 것이다. 가수나 강사 등 목을 많이 쓰는 직업군에서 특히 많이 발생한다.

타고난 목소리를 되찾는 치료법이 코 숨길[鼻骨] 교정과 부비동 석션(suction), 통비탕, 고압산소 치료이다. 여기에 '마스크 요법'을 더하면 시너지가 발생한다.

마스크란 감기에만 사용하는 것이 아니다. 코가 고유의 기능을 잃었을 때 보조기구 역할을 할 수 있는, 간단하면서도 훌륭한 제품이다. '호흡기의 예열'이 필요한 차가운 겨울에는 그 가치가 더욱 커진다. 아침 기상 후 5~10분 정도의 착용만으로도 코 점막의 습도나 온도를 신속히 높여주기 때문이다. 먼지와 세균의 유입량까지 줄여주니 호흡기에는 참으로 고마운 친구다.

코가 건강하면 예쁜 소리가 난다. 콧속의 부비동은 예쁜 두성(頭聲)을 만드는 열쇠이기 때문이다. 두성은 입으로 나오는 흉성(胸聲)과 달리 콧속의 부비동을 울리고 나오는 매력적인 서라운드 사운드다.

'헬로(Hello)'라는 명곡을 부른 영국 출신의 여자 팝가수 아델(Adele)의 노래를 들어보면 흉성과 두성의 비율을 조율해서 내는 기막힌 소리의 세계를 경험할 수 있다.

골수 문제를 해결한다

────── 백혈병

'러브스토리'는 '닥터 지바고'와 더불어 눈을 배경으로 한 사랑 이야기에 빠지지 않고 나오는 명화이다. 에릭 시걸 원작 소설로 올리버(라이온 오닐)와 제니(알리 맥그로우)의 순수한 사랑이 빛나는 작품이다.

앤디 윌리엄스가 매력적인 목소리로 부른 이 영화의 테마곡은 사랑에 빠진 연인들이 눈밭을 뒹구는 장면에 빠지지 않고 등장한다.

누구나 한 번쯤은 꿈꾸어보지만 현실적으로는 가슴 아픈 사랑이다. 사랑하는 사람이 죽는 아름다움이 어디에 있는가?

두 달 전, 3개월에 한 번 정도 내원하는 환자분이 오셨다. 치료를 하다가 눈을 쳐다보았는데 촉촉하게 눈물이 고여 있는 게 아닌가?

"원장님이 아니었으면 제가 지금 여기에 없었겠죠?"

2년 전 심장질환과 중풍 전조증으로 치료받았던 친구의 권유로 첫 걸음을 했던 그의 말이 생생하게 떠올랐다.

"혈액암 진단으로 치료 중인데 그리 심하지는 않대요. 글리벡을 복용 중이에요. 치료에 도움이 될까 해서 왔는데 어찌 가능하겠습니까?"

약간 창백한 얼굴에 세월의 흔적이 있긴 해도 특별해 보이지 않은 그였기에 여느 환자처럼 치료를 했다. 본인이 심하지 않다는 데야 어쩔 수 없기도 했다. 설명보다는 치료로 할 수밖에 없었다.

2개월 동안 20회 치료가 경과한 다음이라 무력감과 만성피로 등 대부분의 증상은 사라진 상태인데, 그가 갑자기 눈물 고인 얼굴로 말을 하니 약간 당황스러웠다.

"원장님, 저 사실은 혈액암이 진행되어 병원에서 방사선 치료와 화학요법을 다시 시행하자고 해서 '이젠 끝'이라고 생각하며 그때 왔었던 거예요. 원장님이 전혀 당황하지 않으시고 편히 말씀해주셔서 살 수 있다는 희망을 갖고 시작했습니다만…. 혹시라도 안 된다고 하실까 봐 상태가 괜찮다고 거짓말한 겁니다."

다음 해 2월 그는 병원에서 완치 판정을 받았고, 4월에는 치료 종료를 확진받았다고 뛸 듯이 기뻐하며 내원했다. 건강이 완전히 회복되어 소개해준 친구와 경매업을 함께 하고 있다고 했다. 밤샘 근무도 한다고 자랑을 한참 늘어놓았다.

백혈병(leukemia)은 골수의 조혈모세포 이상으로 비정상적인 백혈구가 핏속에 대량 존재하는 혈액암의 일종이다. 정상적인 혈구 숫자가 극도로 줄어들어 면역 시스템이 제대로 작동되지 않고, 산소 운반과 영양 공급을 하지 못하게 된다. 전신쇠약감, 체중 감소, 피로감, 현기증, 두통 등의 증상이 나타난다.

통뇌법은 뇌척수관과 척추동맥의 통로를 추나치료와 3차원 벡터를 이용해 뚫어주는 원인치료법이다. 뇌척수액 순환과 혈액의 순환이 원활해져 골수의 문제를 해결해주면, 백혈병 치료에 많은 도움을 받을 수 있다.

그분 막 걸어다녀요

─── 길랭바레증후군

 환자들은 자기만의 개성이 뚜렷하다. 옷이 위아래가 똑같은 사람이 단 한 명도 없듯이 생김새도 마찬가지다. 병을 맞이하는 모습도 사람마다 다름에 적지 않게 놀라기도 한다.

 어떤 이는 병명보다 더한 두려움 속에 자신을 밀어넣고, 안정제에 수면제까지 추가하여 한 주먹씩 약을 먹는다. 저러다 약 때문에 더 큰 병이 나는 것이 아닌가 염려도 되지만, 입도 뻥긋할 수 없다.

 의사를 돈 주고 사려는 자판기 의료시대가 환자에 대한 의사의 사랑조차 방어적으로 만들기 때문이다. 진료 현장만큼은 세상과 달라야 한다는 필자의 고루한 성격이 문제를 만들까 봐 가끔씩 가슴을 쓸어 앉혀야 한다.

 휠체어에 몸을 싣고 오빠의 도움을 받으며 여자 환자가 내원한 적이 있다. 환자들이 '갈 곳 없으면 오는 병원'이라는 별명을 지어준 것을 상기하게 만드는 병명이었다.

'길랭바레증후군(Guillain-Barre syndrome).' 매년 10만 명당 1명의 비율로 발생하는 희귀병이다. 원인 모를 염증성 질환으로 말초 신경과 뇌신경을 광범위하게 침범해 증상을 일으킨다.

증상은 아래에서 위로 올라가는 양측성 마비로 시작하는 경우가 많다. 가벼운 마비부터 사지마비가 되는 상황까지 다양하다. 호흡곤란, 복시, 안면마비, 고혈압, 심계항진(心悸亢進, 환자가 심장이 뛰는 것을 느껴 불쾌해지는 것), 연하(嚥下, 삼키는 것)장애 등 많은 증상들이 나타난다. 원인이 정확히 밝혀지지 않아 치료법도 아직 개발되지 않았고 증상 완화가 치료의 목표일 뿐이다.

그는 코골이와 눈 침침, 두통(자주), 고혈압, 고지혈증, 가슴통증(교통사고 후), 척추관 협착증, 얼굴과 팔다리의 부종도 심해 아기 코끼리를 보는 것 같았다. 보행은 어려운 상태였다. 협심증과 혈압, 저림, 두통을 치료할 약과 아스피린을 복용하고 있다고 했다. 혈압은 145/85로 나왔다. 검사에서는 뇌경색이 많이 진행된 것으로 나왔다.

여러 종류의 지독스러운 고통이 그녀를 감싸고 있었지만 그녀의 믿음은 남달랐다.

"하나님이 여기로 보내주셨으니까 좋아질 거예요."

그것도 웃으면서…. 웃음이 나올 상황은 아니었는데도 그녀는 웃고 있었다. 그녀의 긍정적인 성격이 '사고'를 치기 시작했다. 4회차부터 휠체어에서 일어나기 시작하더니 9회차에서부터는 아예 걸어서 여기

저기 돌아다녔다. 10회차 때는 오빠의 사업 때문에 당분간 못 온다며 순천으로 내려갔다.

그녀의 소식을 궁금해하고 있던 차에 순천에 있는 그가 있었던 요양병원에서 휠체어를 탄 여자 환자가 남편, 아들과 함께 내원했다. 병명은 소뇌위축과 파킨슨병이라고 했다. 언어장애도 심했기에 귀를 대고 들어야 간신히 알아들을까 말까 했다. 성격이 급한 남편이 말했다.

길랭바레 환자

10만 명당 한 명꼴로 발생하는 희귀병이다. 가벼운 마비로 시작해 사지마비로 이어진다. 호흡곤란과 복시, 안면마비, 고혈압, 심계항진, 연하장애 등을 겪게 된다. 원인 모를 염증이 말초신경과 뇌신경을 광범위하게 침범해 문제를 일으킨다.

"제 처는 이○○ 님과 같은 병동에 있었는데, 그분은 지금 막 걸어다녀요. 너무 많이 좋아졌어요. 진짜로….”

이러한 바톤 터치가 필자의 심장을 다시 뛰게 만들고 있다.

5장

자기 얼굴을
책임져라

코에서
머리 사이

생명은 압력 차이

마흔이 넘으면 자기 얼굴에 대해서는 책임을 지라고 한다. 얼굴에는 그의 삶이 담겨 있기 때문이다. 인생역전과 성격의 좋고 나쁨, 겸손과 교만, 건강과 질병 이미지 등 선입견을 만들어주는 것이 다양하게 구비돼 있다.

의사는 건강과 질병 이미지에 전문화되어 있는 직업인이다. 얼굴이 커졌는지, 말랐는지, 부었는지, 기미가 많아졌는지, 눈에 핏줄이 많아졌는지 등에서 순식간에 기본 건강정보를 잡아낸다. 하지만 이것만 갖고 객관성을 확보하기는 불가능하다. 병적인 변화를 검사로 찾아내기 전까지는.

얼굴의 변화는 혈액과 물, 부비동의 팽창 때문에 일어난다. 뇌강(腦腔)이라고 하는 머리뼈 안으로 혈액이 잘 들어가지 못하면, 머리뼈 바깥쪽의 피부 조직인 얼굴로 혈액이 더 많이 가게 된다.

이렇게 되면 얼굴에 기름, 노폐물, 멜라닌 색소가 많아져 얼굴은 커지고 처져버린다. 땀구멍은 넓어져 지저분하면서도 검어진다. 마스크 쓴 얼굴처럼 변해간다. 스트레스를 많이 받고 있는 얼굴이 되는 것이다. 바뀌었다는 소리도 들을 것이다.

부비동은 뇌를 보호하는 에어백 역할을 한다. 동굴이 많고 구조 자체가 충격완화적이다. 이곳에 염증이 차면 눈과 주변 뼈 등이 밀려 튀어 오르게 된다. 역시 마주 보기에 부담스러운 얼굴이 되는 것이다. 이 때문에 우울증약이나 수면제 등 신경과 약을 복용하면서 내원하는 이들이 만만치 않다.

필자는 단호하게 말한다. "치료하는 사람의 얼굴이 치료 전과 똑같다면 낫지 않은 것"이라고. 치료는 원인을 없애는 과정인데 원인에 의해 발생한 증상(얼굴 변화)이 어떻게 그대로 있을 수 있겠는가?

의학전문기자가 질문을 했다.

"살아 있음, 생명을 한마디로 정의해보라"고.

"생명은 압력 차이"라고 대답했다.

변화 없는 것은 죽은 것이다. 변화를 하려면 압력의 차이가 있어야 한다. 겨울잠을 자는 곰도, 휴지기에 있는 세포도 죽은 것이 아니다. 작은 변화 속에서 새로운 생명을 준비하고 있다.

우리 몸의 세포는 많은 것을 필요로 한다. 산소, 이산화탄소, 혈액, 영양분 등을 공급하고 배출하기 위해 한시도 쉬지 않고 움직인다. 흐름을 만드는 것이다. 변화를 만드는 흐름은 압력 변화를 동반한다.

심장에서 동맥으로 혈액이 나갈 땐 심장 근육의 수축으로 110㎜Hg

라는 압력이 일어난다. 정맥에서 심장으로 피가 들어갈 땐 심장 근육 확장으로 70㎜Hg라는 감소된 압력이 형성된다. 그에 따른 혈액양의 변화가 혈관에 대한 압력을 변화시키는데. 이를 혈압이라고 한다. 최근에는 정상 혈압의 수치를 110/70㎜Hg로 본다.

호흡도 압력 변화로 일어난다. '호(呼, 날숨)'와 '흡(吸, 들숨)'이라는 외부 호흡뿐 아니라 산소와 이산화탄소가 심장과 폐로 드나드는 내부 호흡도 마찬가지다. 혈액 속에 녹아 있는 산소와 이산화탄소의 압력을 '분압(分壓)'이라고 하는데, 손발 끝에서 측정했을 때 산소 분압 95% 이상을 정상으로 본다. 압력 변화는 이동하는 물질의 많고 적음에 따라 일어난다.

인체에서 이동하는 물질은 혈액(적혈구, 백혈구, 혈장 등)과 물(체액을 가리킴, 뇌척수액, 점액, 조직액, 관절액 등)과 공기(산소, 이산화탄소 등)이다. 이들의 많고 적음에 따라 압력의 변화가 일어난다. 이들의 압력 변화는 정상 범위가 정해져 있는데, 그 범위에서 벗어나 있으면 질병으로 진행한다고 볼 수 있다.

중풍이나 파키슨병 등도 예외일 수는 없다. 경동맥(頸動脈)을 통해 머리로 들어가는 혈액의 총량과 그에 동반해 나타나는 뇌압 간접지수, 혈관저항, 심장 부담지수, 혈액의 최고·최저 평균속도, 혈액 활성도, 자율 및 뇌중추신경계의 강약, 혈동태(血動態) 등을 종합 평가하면 정상에서 얼마나 벗어났는지 알 수 있다.

아버지 뇌, 어머니 심장

　　모든 장기와 조직을 살리는 '인체의 어머니'는 심장이다. 이 말을 이해하려면 뇌를 살리기 위해 심장이 얼마나 희생하는지를 보면 된다.

　심장은 어벤저스 영화에 나오는 초능력자 같은 슈퍼 장기(臟器)이다. 체중 60kg을 기준으로 했을 때 심장의 무게는 약 300g에 불과하다. 그런데도 뼈와 근육, 장기 등으로 이루어진 59.7kg을 먹여 살린다. 200배의 고효율을 보이는 것이다.

　심장은 하루에 10만 회 이상, 80세를 산다면 약 30억 회의 수축과 확장을 반복한다. 100세까지 산다면 약 36억 회를 쉬지 않고 박동한다. 1회 수축으로 70cc 정도의 혈액을 내보내니, 하루 약 1440회 수축하며 7200ℓ 정도의 혈액을 뿜어낸다. 1.5ℓ 생수 4800병에 해당하는 양이다. 이 혈액이 산소와 포도당을 싣고 온몸을 흐른다. 심장은 생명수(혈액)를 전신으로 순환시키는 내구성 1만%의 장기다.

쉼 없이 움직이는 민무늬근과 강력한 힘을 내는 가로무늬근을 함께 가진 심장. 쉼 없이 110/70mmHg라는 압력을 만들어 45초 만에 심장에서 보낸 피가 심장으로 되돌아오게 하고 있다. 이때 폐에서는 산소와 이산화탄소를 교환해준다. 생명은 심폐 박동으로 압력 차이가 발생할 때 지속된다.

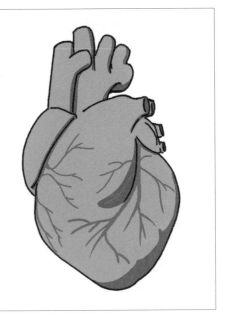

심장이 지치지 않고 뛸 수 있는 이유는 무엇일까. 슈퍼맨 같은 능력을 발휘하기 위해서는 TV에 나오는 근육질 남성처럼 심장도 멋들어진 근육을 자랑해야 한다. 대부분의 내장 기관들은 느리게 움직이는 반면 쉽게 피로해지지 않는 민무늬근으로만 구성되어 있다.

그러나 심장 근육은 팔다리 근육처럼 강하고 빠르게 움직일 수 있으나 쉽게 피로해지는 가로무늬근도 함께 갖추고 있다. 늘씬하고 유연한 몸매에 강력한 힘도 갖고 있는 것이다.

뇌가 거의 기능을 잃어도 '눈치 없이 뛰는' 심장 때문에 뇌사(腦死)란 말이 생겼다. 뇌사한 이를 존엄사시킬 것인가에 대한 논란은 끊임없

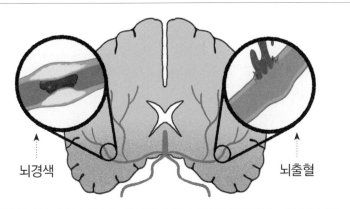

뇌경색　　　　　　　　　　　　　　　　　　　　뇌출혈

체중의 2%에 불과한 뇌는 혈액은 무력 15%를 사용한다. 이러한 뇌를 위해 무한 봉사하고 있는 것이 심장이다. 뇌혈관은 뇌에 많은 혈액을 보내기 위해 특별한 구조를 갖고 있는데, 이 구조에 '병목' 등 문제가 생기면 위험한 '심뇌혈관질환'이 발생한다.

이 일어나고 있다. 이렇게 강력한 심장이 망가지는 이유는 무엇일까.

놀랍게도 이 튼튼한 심장이 사망률 2, 3위를 오르내리고 있다. 그 이유를 이해하려면 심장병의 연령적 추세를 보아야 한다.

선천적인 심장 결함 소유자는 어린 나이에 사망하는 경우가 많다. 그때는 뼈, 장기, 근육이 모두 폭발적으로 자라나는 시기이므로 신진대사의 요구가 거세다. 영양분과 산소를 충분히 공급하고 노폐물과 이산화탄소는 적극적으로 배출해야 한다. 이것을 해내지 못하면 심장은 항복을 선언한다. 심장병 어린이가 되는 것이다. 이 어린이들은 우리 사회가 적극적으로 도와야 한다.

후천적인 심장질환은 '혈액순환 정체'가 주범이다. 운동 부족, 과잉 섭취, 가족력, 노화 등으로 발생한 노폐물과 혈관 좁아짐이 문제가 된다. 좁아진 혈관 주변에 나쁜 콜레스테롤과 물에 녹지 않는 중성(中性) 지방이 모여 동맥경화를 유발한다.

개업 초기인 1992년부터 중풍, 파킨슨병, 협심증, 심근경색, 비염, 천식 등을 주로 진료해오면서, 국내 최상위 3대 의료기관은 물론이고 미국의 하버드의대병원과 일본의 도쿄의대병원에서도 치료하지 못한 환자들의 내원을 받았다.

강소(强小)의원 역할을 한 것이기에 혈액순환 정체 원인을 찾아야 한다는 의무감에 시달렸다. 그러던 2000년 가을 어느 날 '심장을 망가뜨리는 주범'이 뇌라는 놀라운 사실을 알게 되었다.

이해를 돕기 위해 뇌에 대해 다시 살펴보기로 하자. 뇌는 탄력 있는 두부와 같다. 중요도에 비해 너무 연약하기 때문에 철근보다 강한 머리뼈와 3겹의 막(경막, 지주막, 연막)으로 싸여 있다. 부력을 주는 물(뇌척수액)에 떠 있고, 에어백 역할을 하는 부비동도 갖고 있다. 여러 종류의 방어장치로 둘러싸여 있는 것이다. 그런데 이 중 어느 하나라도 망가지면 뇌는 위험 속으로 끌려 들어간다.

뇌의 무게는 남자 기준으로 약 1400g이다. 체중의 약 50분의 1(2%)에 불과하다. 뇌혈관의 길이도 전체 혈관의 50분의 1 정도(2%)이다. 하지만 혈액 총량의 15%를 공급받기에 항상 7.5배의 부담을 심장에 떠안기고 있다.

이 부담이 부메랑으로 돌아오기 전에 뇌는 스스로 해결책을 제시했다. 뇌혈관을 동맥으로만 구성되는 일방통행을 하게 한 것이다. '일방통행'이라는 기막힌 소통 방법을 사용해 심장에서 나가는 빠르고 깨끗한 혈액을 뇌 전체에 보낸다. 뇌 조직에 풍부한 포도당과 산소를 공급하고, 노폐물과 이산화탄소는 신속하게 제거하는 신출귀몰한 순환 기법을 사용하는 것이다.

여기에 위로 올라갈수록 좁아져 자연스럽게 압력을 높이는 경동맥의 원뿔형 구조까지 더해지면, 뇌를 살리는 순환 시스템은 첨단과학이 총동원된 자연계 최고의 걸작임을 알게 된다.

하지만 모두를 만족시키기는 것은 쉽지 않다는 사실을 임상 현장에서 경험했다. 절묘한 일방통행 전략이 실패하면 그만큼 결과도 치명적이기 때문이다.

심장은 뇌로 들어가는 혈액량을 적절히 유지하기 위해 노심초사한다. 뇌혈관이 좁아져 들어가는 혈액량이 줄어들면, 펌프 압력을 높여 속도를 증가시켜서라도 혈류량을 정상 수준에 맞춘다. 심장의 이러한 절묘한 대응이 현대 의학의 검사기기들을 무력화해왔다.

MRI와 MRA, CT 등을 통해 혈관이 좁아진 곳을 알아냈다 해도, 중풍으로 쓰러지는 타이밍을 찾아내지 못하게 만든 것이다. 경동맥의 70% 이상이 막힐 때까지 맥을 놓고 있다가 쓰러지고 나서야 중풍이라고 호들갑을 떨기 때문이다.

비유해서 말하면, 이때의 심장은 마라톤 선수가 축구선수처럼 이리

저리 임기응변으로 상황에 대처하고 있는 것이다.

심장 근육은 장기 레이스에 최적화되어 있다. 그런데 임기응변을 하느라 무리하게 되면 근육 경련과 마비가 온다. 심장에서 만들어진 혈전이 심심치 않게 뇌혈관을 막아 치명적인 중풍을 발생시키는 경우도 있다.

이렇게 되면 심장이 아무리 강해도 심장과 뇌가 동시에 멍들어간다. 뇌경색, 뇌출혈, 협심증, 심근경색이 일어나는 것이다. 이를 '심뇌혈관질환'이라고 한다.

2000년 당시 치료법 공유를 의뢰해준 신경외과와 이비인후과의 과장님들에게 이러한 임상 의견을 제공해드렸다. 그리고 20여 년이 흘러 '심뇌혈관질환'이라는 용어와 이에 대한 통계자료가 나오는 걸 보고, 연구로 보내온 30여 년 세월이 헛되지 않았다는 보람을 느낄 수 있었다.

뇌는 생명 현상의 핵심인 호르몬과 신경, 혈액, 호흡, 체온, 면역 등을 지휘 감독하고 있기에 삶과 죽음을 결정할 수 있는 지배자가 된다. 모든 일을 동시다발로 할 수 있으니 대단한 능력가임이 분명하다.

하지만 뇌는 심장처럼 근육질의 스포츠맨이 아니다. 섬세한 감성을 소유한 예술가 스타일이다. 산소의 공급이 15초 정도만 중단되어도 의식을 잃어버린다. 산소 공급이 1분간 멈추면 분당 200만 개씩 뇌세포가 손상돼 위험 상태에 빠져든다. 혼수상태에서 뇌사가 진행되면 대부분 2주 안에 사망한다.

반면에 생명 유지 장치인 뇌간이 죽지 않으면, 혼수상태일지라도 인공호흡과 최소한의 영양을 공급해주면 심장을 2년간 뛰게 할 수도 있다. 뇌간만 살아 있으면 근육질인 심장은 뛰는 것이다.

심장을 회복시켜주는 최상의 방법은 구조·기능적으로 뇌혈관을 치료하는 것이다. 뇌와 심장이 동시에 병으로 진행되는 과정을 제압할 수 있는 치료법인 통뇌법의 치료 패턴을 눈여겨봐야 할 이유다.

통뇌법은 ① 좁아진 뇌혈관을 열어줌, ② 뇌척수관의 통로 정상화, ③ 뇌조직과 혈관의 유연성 확보, ④ 뇌의 좌우 균형을 잡아줌, ⑤ 고압산소를 이용한 뇌혈관 확장과 말초혈관까지 다량의 산소 공급을 시행하는 순으로 진행된다.

통뇌법

사람의 몸은 하나다. 따라서 질병의 틀도 하나다. 발생학적으로도 인간은 동일한 구조를 갖고 있다. 약간의 차이는 있을지라도 인간임을 부정할 정도는 아니다.

같은 구조를 갖고 있으니 발생하는 질병도 공통적이다. 나이가 들어 노화가 진행되면 퇴행성 관절염이나 심장질환, 중풍, 고혈압, 당뇨 등이 많아지는 것이 일반적인 예이다. 몸의 구조가 동일하므로 병의 흐름도 비슷한 것이다.

유전의 차이가 다양한 질병으로 이어진다. 구조가 동일하기에 앓게 되는 인류 공통의 질병이 있지만, 집집마다 유난히 발병률이 높은 질환이 있다. 대대로 이어져온 '다름' 때문이다. 유전이 변수인 것이다.

유전적 성향에 환경이라는 변수가 더해지면 발병 패턴과 타이밍이 달라진다. 특정 질환이 많은 가정을 살펴보면 유전학적 유사점뿐만 아니라 식사습관과 운동의 강도, 성격 등 외부 변수도 비슷함이 발견

된다. 질병의 방아쇠는 원인과 유발인자가 만나야 제대로 당겨진다.

구조 이상이 기능 문제로 이어진다. 인체의 모든 구조는 고유 기능을 갖고 있다. 코는 완벽한 터널 모습을 가져야 산소와 이산화탄소를 적절히 공급하고 배출한다. 먼지와 세균의 80%를 제거하고 눈, 코, 귀, 부비동을 청소한 오염수를 잘 제거해준다.

부비동은 비어 있어야 뇌를 보호하는 에어백 역할을 할 수 있고, 뇌척수강은 뚫려 있어야 뇌척수액, 신경, 혈관의 통로 역할을 하며 뇌를 안전하게 보호한다.

구조물들의 모양이 변형되면 반드시 기능의 문제가 나타난다. 매일 사용하는 젓가락도 휘어져 있으면 제대로 음식을 집어 올릴 수 없다. 휘어진 젓가락은 펴줘야만 다시 기능을 회복한다.

우리 몸의 구조물은 젓가락과 비교할 수 없을 정도로 고급 기능을 갖고 있다. 인체는 그러한 구조가 수없이 연결돼 있으니 구조 이상(異狀)의 범위와 상태를 추적하기 어렵다.

우리 몸은 투명하지도 단순하지도 않다. 측정하기 힘든 스텔스(은폐기술) 모드에 있는 게 우리의 몸임을 인정한다면 현재의 모든 측정 시스템, 즉 검진체계는 하나의 과정으로 인정해야 한다.

과정은 결론이 될 수 없다. '최신'을 기술의 종착점으로 고집해서도 안 된다. 첨단 과학기술도 계속 발전하고 변해가기 때문이다.

필자에게도 MRI와 CT 등이 슈퍼스타로 보이던 시절이 있었다. 하지만 임상에서 중풍의 발병 시점을 찾아낼 수 없다는 사실을 확인한 후로는 생각이 바뀌었다.

병의 원인을 추적하는 시스템이 발전 과정에 있다는 것을 인정해야 한다. '증후군(syndrome)'을 미래에 이해할 대상으로 남겨둘 여유를 가져야 한다.

환자는 기다려주지 않는다. 언젠가 과학기술이 기적처럼 다가와 건강 문제를 해결할 거라고 말하기에는 의사들의 현재가 그리 녹록하지 않다.

중풍과 치매로 온 가족이 볼모로 잡힌 집안이 있고, 천식으로 숨이 넘어가는 아이가 있는 가정도 있다. 수면무호흡으로 "컥컥"대며 자는 남편을 지키는 아내 또한 적지 않다. 이런 현실이 의사에게 주는 무력감과 중압감은 너무나 크다. 의사를 때려치우고 싶어 했던 필자가 처절한 연구의 길 위에 설 수밖에 없었던 이유다.

변수에 구애받지 않는 검사와 치료법이 필요하다. 어떠한 변수에도 구애받지 않는, 인간이라면 똑같이 치유할 수 있는 검사법과 치료법을 개발하고 싶었다. 지구 반대편에 사는 사람일지라도 동일한 방법으로 치유할 수 있는 방법을 찾고자 했다.

30여 년간의 임상 경험과 쉼 없는 고민 속에서 검사의 정확성과 치료의 성공이 반복적으로 만나는 접점을 찾아냈다. 머리 문제(심뇌혈관질환)와 코 문제(호흡기 전반)를 동시에 해결하는 검진과 치료 프로그램이라서 통뇌법(通腦法)', 또는 통비법(通鼻法)으로 명명하게 되었다.

통뇌(通腦)란 무엇인가

        기능은 구조에서 나온다. 우리 몸은 뼈와 근육, 인대, 장기, 혈관 등의 구조물로 구성돼 있다. 이들은 3차원의 입체적인 틀을 가지고 있으며 그에 최적화된 기능을 보유하고 있다.

  뼈는 몸을 세우고 장기를 보호하며 물건을 들어 올릴 수 있도록 버티는 기능을 한다. 근육은 장기를 보호하고 뼈를 이용해 물건을 들어 올리고 걷는 등 힘의 강약과 방향을 조절한다. 인대 등 나머지 구조물들도 마찬가지로 살아가는 데 유용한 협조체계를 형성한다.

  이들이 깨어지거나 틀어지거나 한쪽으로 치우치면 고유의 구조와 기능을 잃어버릴 수 있다. 비정상적으로 기능하는 것인데, 이렇게 되면 이들의 융합으로 가동하는 인체는 최적화된 운영체계를 갖지 못한다. 이상(異狀)이 생기는 것이다. 이상이 바깥으로 드러나면 '증상'이라 한다.

  쉬운 예를 들어보자. 뇌혈관이 좁아져 혈액순환이 잘되지 않을 때

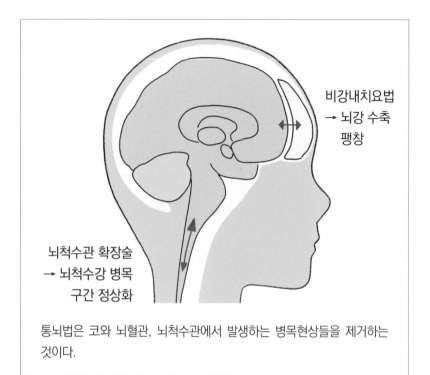

비강내치요법
→ 뇌강 수축
   팽창

뇌척수관 확장술
→ 뇌척수강 병목
   구간 정상화

통뇌법은 코와 뇌혈관, 뇌척수관에서 발생하는 병목현상들을 제거하는 것이다.

두통과 현기증 등이 나타날 수 있는데, 이것이 바로 증상이다. 두통과 현기증은 자기 치료기전, 혹은 자연 치료기전 등으로 해결할 수가 있다. 그런데 운영체계의 붕괴가 더 진행되어, 문제 상황을 자가 치료기전만으로 회복시킬 수 없는 상태가 되면 이를 '질병'이라 한다.

뇌혈관이 막혀 뇌 기능이 망가지면 반신마비나 언어장애 등이 나타나는데, 이것이 바로 중풍이라는 질병이다.

우리 몸의 구조는 통로와 연관되어 있다. 관절, 근육, 장기 등에는 영양과 산소 공급을 위한 혈관과 신경 등이 다음 구조물들을 향해 나아갈 수 있도록 통로 구조가 형성되어 있는 것이다.

목뼈를 예로 들어보자. 목뼈가 틀어져 뇌척수관을 압박하면 병목 구간이 생겨 뇌척수액 순환이 방해를 받는다. 그 결과 뇌와 중추신경계의 신경전달 속도가 저하돼 온몸의 기능이 떨어진다. 만성피로, 두통, 우울감, 팔다리의 저림과 마비 등 여러 증상이 나타난다. 이러한 증상을 구조적으로 해결해야 진정한 원인 치료를 했다고 할 수 있다.

통뇌(通腦)는 머리뼈 겉과 속의 모든 것을 '소통'시킨다는 의미다. 혈관이나 신경에서 병목현상이 발생하는 것은 누차 이야기했듯이 뼈를 비롯한 구조의 이상(異狀) 때문이다. 통뇌법의 치료는 뇌와 코, 그리고 목뼈와 관계돼 일어나는 병목현상들을 제거하는 것이다.

병목을 제거하면 뇌 조직과 심뇌혈관, 뇌척수액, 뇌척수신경 다발의 기능이 원활해지니, 뇌혈액과 신경의 순환은 물론이고 코 호흡도 원래대로 회복된다. 치료기전이 이뤄지는 것이다.

통뇌는 생명을 살리려는 것이다. 머리, 목뼈, 코, 부비동의 구조를 정상화시키는 3차원 교정기법과 음압(陰壓)의 진폭을 이용한 치료기법, 이관(耳管, 귓속에 있는 관)을 열어주는 이관통기법(通氣法), 눈물 밸브와 눈물관을 열어주는 누관(淚管)통기법, 고압산소치료기와 천연 약재를 기반으로 한 특수처방, 침 치료 등을 복합적으로 이용해 융합 치료하는 것이다. 한마디로 뇌에서 정상적인 흐름이 일어나도록 뻥 뚫어주는 것이다.

6장

밤에는 흥분하고
낮에는 조니…

귀신같이 움직이는

교감과 부교감신경

각성과 숙면 사이

많은 직장인이 야근을 한다. 음주도 한다. 그리고 귀가하면 자정 무렵. 샤워하고 푸근한 침대로 들어가지만 잠은 오지 않는다. 밤 늦게까지 작업한 문서의 내용이 자꾸 떠오르기 때문이다.

'이렇게 쓸걸 그랬나…. 내일 일은 내일 아침에 고민하고 잠이나 자자.'

그러나 머릿속의 컴퓨터는 꺼지지 않는다. 술자리의 흥분 때문일 수도 있다. 신나게 목청을 뽑았을 때의 쾌감과 동료들의 환호가 맴돈다. 동영상처럼 왔다 갔다 하는 느낌이여, 제발 사라져라.

직장 생활을 하지 않는 이들도 자는 것은 힘들다. 집안 문제 때문인 경우가 많다. 얄미운 시누이, 보기 싫은 시어머니의 잔소리가 울려온다. 성적이 떨어지는 아이도 약 오르게 만든다. 시원찮은 남편의 벌이는 늘 못마땅하다. 내일 결혼식에 입고 갈 변변한 옷도 없는데 남편은 술에 취했다며 먼저 누워버렸다. 푸념을 피하려고 잠든 척하는 것이 분명하다.

'이자를 그냥….' 나는 남을 위해 늘 희생해야 하는 존재다. 현모양처를 미덕으로 만들어놓은 사회가 원망스럽기 그지없다. 나도 아름답고 대접받는 여자이고 싶은데….

숙면을 못 하는 이유는, 누구나 알고 있듯이, 아드레날린을 분비하는 교감신경(交感神經, sympathetic nerve)이 활성화된 탓이다. 교감신경은 위급하거나 스릴을 맛보는 놀이 등을 할 때 주로 작동한다. 자극에 대한 반응과 행동을 민첩하게 해준다. 교감신경이 활성화되면 '당연히' 심장박동이 증가하고 여러 근육에 퍼져 있는 작은 동맥들이 확장된다. 움직일 근육에 많은 혈액을 전달해야 하기 때문이다.

근육을 조종하는 뇌에도 많은 혈액이 공급된다. 뇌가 빨리 돌아가야 빠른 행동을 지시할 수 있기 때문이다. 흥분이 심해지면 동공(瞳孔)이 확대돼 놀란 얼굴이 되고, '땀을 쥔다'고 할 정도로 손바닥에 땀이 흥건해진다. 긴장하는 것이다.

이기거나 성공하면 폭발적인 즐거움이 몰려온다. 안도감도 온다. 그리하여 편안한 상태 같지만 승리의 맛이 자꾸 밀려온다. 즐거움도 흥분을 지속시키는 것이다. 짜릿한 승부일수록 그러하다. 즐거운 스트레스이다.

패하거나 실패하면 낭패감과 함께 분노가 솟구친다. 분노도 교감신경을 극도로 자극한다. 잠을 설치게 하는 것이다.

'왜 그렇게 했던가. 이렇게 할걸…. 그때 그(동료)가 이것만 해줬더

라도….'

아쉬움과 더불어 억울함이 밀려온다. 이긴 자도 실수가 있었는데, 운 좋게 넘어간 것이 보이기에 더욱 그렇다.

모욕감이 밀려오면 심각해진다. 다시 결전하는 것처럼 심신이 팽팽해지기 때문이다. 벌떡 일어나 주먹을 날리고 소리도 지르고 싶다.

승패만 있는 것은 아니다. 이기고 싶다는 열망만큼이나 패배를 맛보고 싶지 않다는 두려움도 작동한다.

두려움이 강해지면 '제3의 방법'인 도망을 쳐야 한다. 그런데 도주도 쉽지 않다. 바로 추적을 당하면 이렇다 할 방어도 못 하고 치명타를 입기 때문이다. 적에게 한껏 위협을 가하다 빈틈을 타 잽싸게 튀어야 하니, 온몸은 극도로 예민해진다.

도망에 성공하면 안도감과 피로감이 함께 밀려온다. 그러나 죽을 뻔했다는 두려움이 이어지면 역시 깊이 잠들지 못한다. 승부사는 냉철해야 한다는데 냉정해질 수가 없다. 이겼든, 졌든, 비겼든, 도망을 쳤든 결과에 관계 없이 긴장해 있으면 교감신경이 활발해진다.

'질량 불변의 법칙'은 혈액에도 통용된다. 내 몸 안에 있는 혈액의 양은 일정하다. 그런데도 각 기관에 가는 혈액을 늘리려면 펌핑을 강화하는 수밖에 없다. 심장박동을 높이는 것인데, 이렇게 하면 힘들어진다.

근육과 뇌에 많은 혈액을 보내고 나면 위와 장 등 소화기와 생식기로 보낼 혈액의 양이 적어진다. 그곳은 개점휴업 상태가 된다. 소화기가 무엇인가. 내일 쓸 에너지를 만드는 곳이다. 이곳이 돌아가야 내일 힘차게 살 수 있는데, 쉬어버리면 에너지가 달리게 된다. 일이 끝났으면 심장과 근육으로 가는 혈액을 줄여 소화기로 많은 혈액이 가도록 해야 하는데, 흥분이 이어지니 그렇게 되지 않는 탓이다.

숙면이란 무엇인가. 소화기로 가야 할 혈액을 증가시키는 때다. 에너지를 만드는 시간이다. 흥분 때문에 많은 에너지를 썼는데 숙면을 못 해 필요한 에너지를 만들지 못하니 상황이 나빠진다. 스트레스는 밀어내면 되는데, 힘이 없으니 받아들여버린다. 해결하지 못할 자극이 늘어나니 짜증이 많아진다.

이것이 교감신경을 건드려 또 숙면을 방해한다. 잠을 자도 선잠인지라 바스락 소리에 바로 오감이 작동해 깨어난다. 조금만 요의가 느껴져도 불편해 소변을 보러 가게 된다.

그러다가 가끔은 졸도한 것처럼 깊은 잠에 빠지기도 한다. 꿈이 없는 잠이다. 방광이 터질 때까지 잤다는 것이 너무 좋고 고맙다. 그런데 너무 오래 잤다. 깊은 잠일수록 자세 변화가 적은데, 그런 잠을 오래 자면 개운하면서도 몸은 굳어 있다.

그래도 잔 것이 좋아 다음 날 같은 양의 술을 마시고 누웠는데 잠이 오지 않는다. 근심과 희망만 예전처럼 밀려올 뿐이다.

동료에게 악순환을 벗어날 방법을 물어본다.

"야, 우리 나이엔 다 그런 거야. 애도 아니고…."

정녕 대책은 없는 것일까. 각성과 숙면 사이를 잘 오가야 한다. 활동할 때는 잘 각성돼 있어야 한다. 그래야 잘 알아듣고, 정확하게 결정해 처리하며, 신속히 안전지대로 이동한다. 승자 혹은 살아남는 자가 되는 것이다.

쉴 때는 숙면을 해야 한다. 내일을 위한 에너지를 만드는 것이다. 남자의 경우 숙면을 하면 성적으로 자극을 받은 바 없는데도, 아침에 발기되는 경우가 있다. 소화기를 돌리고도 남은 혈액이 생식기도 점검해준 탓이다. 정력도 에너지인데 숙면은 그것도 만들어준다.

낮에는 각성을, 밤에는 숙면을 잘하는 이를 가리켜 혈기왕성한 사람이라고 한다. 그런데 많은 이가 거꾸로 살고 있다. 그래서 약을 찾는다. 낮이 오면 각성제를 마시고 밤이 되면 수면제를 먹는다. 그런데 중독이 두렵다. 수면제는 중독성이 없다고 하지만, 버릇이 되면 수면제 없이 잠을 자지 못할까 걱정한다.

낮밤이 바뀌듯이 각성과 숙면도 정확히 바꿔줄 수 없는가. 활성화된 교감신경을 '죽이는' 방법은 없는 것인가.

para는 anti가 아니다

아이들을 보자. 눈에 '보이는 것'이 있는 사내아이를 예로 드는 게 낫겠다. 고추를 빳빳이 세운 채 힘들게 잠에서 깨어나기 때문이다. 늦게 잠들지도 않았는데도 늦잠을 잔다. 오줌보가 터질 때까지 잔 것이다.

"오줌이 꽉 찼네. 얼른 가서 쉬해"라고 해주는데, 화장실에 가는 걸음걸이가 비틀비틀이다. 돌아와도 다시 잠에 빠져들려고 한다. 수마(睡魔)가 저런 것인가….

아이들의 싸움을 보자. 역시 사내아이를 예로 드는 것이 좋겠다. 속이 상하면 바로 감정 표출을 하기 때문이다. 맘에 들지 않으면 할아버지한테도 무언가를 집어던진다. 겁이 없으니 버릇도 없다. 아이들끼리의 다툼도 적지 않다. 그런데 근력이 약한 탓인지 크게 다치지는 않는다. 개를 키워보면 새끼 때는 종일 싸우다시피 한다. 그래도 상처는 많지 않다. 동네 수의사는 서열 싸움이니 내버려두라고 한다.

중학교를 지나 고등학교에 가면 싸우는 횟수가 확실히 줄어든다. 고등학생의 몸은 성인 못지않은 탓이다. 싸우는 방식도 바뀐다. 바로 싸우지 않고 서로를 노려보며 빙빙 돌다가 맞붙는다. 노려보며 돌거나 제대로 싸워보지도 않았는데 승부가 갈리기도 한다. 승산이 없다고 본 쪽이 도망치거나 항복, 또는 항복에 가까운 행동을 하기 때문이다.

성인이 되면 같은 성인인 상대가 나를 죽일 수도 있다는 것을 안다. 이러한 이해가 두려움을 만들기에 상대를 위협하는 동안 상대의 힘부터 판단하려고 한다. 빙빙 돌며 재다가 이길 수 있다고 판단돼야 주먹을 날린다. 여의치 않으면 도주하거나 빨리 항복한다. 분위기를 바꾸는 기상천외한 행동도 한다. '경험에서 나온 지식'인 두려움이 감정이 되어 귀신처럼 작동한 탓이다. 두려움은 나의 일부가 아니라 내 자신인 것 같다.

팔다리처럼 내 뜻[意]대로 움직이는[隨] 근육을 '수의근(隨意筋)'이라고 한다. 위장을 움직이는 근육은 내 뜻과 무관하게 움직인다. 장, 심장, 허파 근육도 마찬가지다. 그래서 이들을 불수의근(不隨意筋)이라고 한다. 눈 깜빡임은 대개 내 뜻과 무관하게 일어나지만, 의도적으로 깜빡이거나 부릅뜨고 있는 것도 가능하다. 호흡도 내 뜻과 상관없이 이뤄지지만, 가끔은 의도적으로 멈추는 것이 가능하다. 이렇게 보면 수의근과 불수의근의 구분이 어렵다는 것을 알 수 있다.

여기에 자율신경인 교감신경과 부교감신경을 추가하면 더욱 복잡해진다. 이 어려움은 '부교감신경은 교감신경에 반대되는 일을 한다'

고 너무 쉽게 오해함으로써 더욱 커지게 된다. '교감신경은 수의근, 부교감신경은 불수의근을 관장한다'는 오해가 큰 혼란을 만든 것이다.

결론부터 밝히자. 교감신경과 부교감신경은 모두 불수의근을 관장한다. 이들은 내 뜻과 관계 없이 작동하기에 자율신경으로 불리고 있다. 그런데 적잖은 이들이 교감은 자율신경, 부교감은 부(不)자율신경으로 오해하고 있어, 또 '이해의 장벽'을 만든다. 교감과 부교감은 모두 자율신경인데 관장하는 장기가 다를 뿐이다.

쉽게 설명하면 교감은 심장과 폐, 부교감은 위와 장을 관장한다고 보면 된다. 심장은 '심폐반사'라는 말이 있을 정도로 허파와 항상 같이 움직이니 교감신경은 허파도 관장한다. 소화를 시키는 위장은 배설도 하는데, 배설기관 옆에는 성기도 있으니 그곳도 부차적으로 관장한다고 보면 좋겠다.

교감은 심폐, 부교감은 위장과 생식기를 관장한다는 단순한 이해를 하고 다음으로 넘어가보자. 교감과 부교감에 대한 원초적인 오해부터 살펴보자는 것이다.

교감신경은 영어 'sympathetic nerve'를 옮긴 것이다. sympathy는 타인의 감정이나 상황에 동조하는 것이다. 힘들어하면 위로와 동정을 하고, 즐거워하면 함께 기뻐하는 것이다. 공명(共鳴)하고 공진(共振)하는 것이니 교감(交感)하는 것도 될 수 있겠다. 'sympathetic nerve'를 '교감신경'으로 번역한 것은 개화기 때의 일본인들이다.

교감신경을 험악해지거나 흥분한 상황에 반응하는 것으로만 보면 안 된다. 잠자리처럼 편안하거나 안정된 상황에서도 활성화될 수 있기 때문이다. 기억이 원인인 경우가 많다. 흥분했던 상황을 떠올려 깊게 빠져들면, 뇌는 현실과 가상을 혼동해 교감신경이 흥분한다. 뇌가 속아 넘어간 것인데, 이를 이용한 놀이가 가상현실(VR, Virtual Reality)이다. 뇌는 자극에 반응할 뿐 현실과 공상을 구분하지 못한다. 편안한 잠자리에서 잠을 설치는 것은 이 때문이다.

이때 공통으로 나타나는 현상은 불수의근이 관장하는 심폐의 움직임이 빨라지고 심폐를 관장하는 뇌도 활성화된다는 사실이다. 그에 따라 팔다리 같은 수의근도 빨리 움직이거나 움직일 준비를 한다.

그런데 너무 긴장하거나 흥분하면 사지는 오그라들 수도 있다. 입도 소리를 지르거나 지를 준비를 하는데, 너무 긴장하면 소리를 내지 못하는 경우가 있다. 졸도하기도 한다. 겁을 먹거나 흥분하면 위장과 생식기를 제외한 다른 수의근과 불수의근들은 가동을 하거나 가동 준비에 들어간다.

영어의 접두사 'para'는 같으면서 다른 것, 유사(類似)한 것, 의사(擬似)한 것을 가리킨다. '다르다'를 '반대된다'로 이해하는 경우가 많은데, 이는 오판이다. 반대일 때는 'anti'를 붙여야 한다. 반대의 것이 아니라 비슷하지만 다른 것을 표현할 때 'para'를 붙인다.

개화기의 일본인들은 'para'를 '아니 부(否)'로 옮겨, 'parasympathetic nerve'를 부교감신경으로 번역했다. 이 '부(否)'자 때문에 앞에 거론한 많은 오해가 나오게 되었다. 부(否)를 반(反, anti)으로 보앉기 때문이다.

사람을 포함한 동물은 격렬해지거나 흥분해야만 반응하는 것이 아니다. 차분한 상황에서도 반응을 한다. 좋은 냄새를 풍기는 음식이 있으면 군침이 도는 것이 대표적이다. 군침이 나오는 것은 입으로 들어간 것이 없는데도 위가 작동하기 시작했다는 뜻이다. 맛있는 냄새를 맡기 전까지는 배고픔을 느끼지 않았는데, 냄새를 맡는 순간 군침이 도는 것은 불수의근이 움직이기 시작해서이다. 그에 따라 음식이 있는 식탁으로 가 먹는다면, 이는 수의근도 움직인 것이 된다.

좀 더 상세히 살펴보면 생식기의 움직임도 내 뜻을 따르지 않는 것을 알 수 있다. 자극적인 것을 보면 아무리 감추려고 해도 몸이 스스로 반응하기 때문이다. 이성에 전혀 관심이 없는데, 멋진 이성이 나타나면 신경이 쓰이는 것이 그런 경우다.

활기찬 사람이 다가와도 부지불식간에 반응한다. 그리고 수의근을 움직여 의식적인 행동을 한다. 부교감신경도 불수의근과 수의근을 모두 움직이게 하는 것이다. 교감과 부교감신경의 차이는 움직이게 하는 불수의근이 심폐냐, 위장과 생식기냐의 차이에 있다고 할 수 있겠다.

위장은 에너지를 만들고 생식기는 제2의 나를 만드는 곳이니 '미래를 위해' 작동하는 기관이라고도 할 수 있다. 그런데 현실에서는 '미래의 나'보다는 '지금의 내'가 훨씬 중요하다. 현재의 내가 죽으면 미래의 나도 없기 때문이다. 위기가 일어난 지금 생존을 하려면 대응이 빠른 교감신경을 가동해야 한다. 에너지와 미래를 만드는 위장과 생식기는 우선순위에서 밀리는 것이다.

이러한 현실이 지속되면 생산한 에너지에 비해 소모한 에너지가 너무 많아 지치게 된다. 과잉 가동으로 심폐는 '헉헉'거리고, 위장과 생식기는 처박아두었기에 녹이 슬어 망가져간다. 그런데 위장과 생식기에도 서열이 있다. 특별한 경우가 아니면 위장은 생식기보다 중요한 지위를 차지한다. 에너지를 만들어내야 살 수 있기 때문이다. 따라서 더 망가지는 것은 생식기가 될 수 있다.

나이가 들면, 많은 경험이 만든 기억의 작동으로 정신적인 에너지를 쓰는 경우가 늘어난다. 일과 생각이 많은 부부가 소화불량으로 고생하거나 섹스리스(sexless)로 살아가는 것은 그 때문이다. 젊은 나이에 갱년기 증후군이 나타나기도 한다.

중요한 것은 균형이다. 교감신경만큼 부교감신경도 활동할 수 있게 해줘야 한다. 'para'를 활성화시킬 방안은 무엇인가. 정답은 명확하다. 생각과 기억을 놓고 주변 자극에 반응하지 않으며 깊이 잠드는 것이다. 그때 부교감신경이 활성화돼 위장은 에너지를 만들게 하고 생식기도 점검해준다. 'para'는 'anti'가 아니다.

느려터진 놈

부교감신경이 활성화되면 행복할까. 다시 아이 이야기로 돌아가보자. 아이에게 가장 중요한 것은 '성장'이다. 똑똑한 부모들은 재능 개발이라고 하겠지만 그렇지 않다. 성장 없는 재능은 부조화로 말미암은 실패를 초래한다. 성장이란 '성인의 크기'에 도달하는 것인데, 성인의 몸을 만드는 데 실패하면 좋은 재능도 쓸모가 없다.

성장도 쉬운 일은 아니다. 3㎏ 내외로 태어난 아이가 15~16년 만에 20배가 넘는 60㎏으로 자라야 하기 때문이다. 그냥 자라는 게 아니라 생존에 필요한 여러 기술도 익혀야 한다. 따라서 많은 에너지가 필요하다. 아이는 앉거나 누워서 삶에 필요한 기술을 익히는 게 아니라 돌아다니면서 습득하기 때문이다. 그래야 즐거운 놀이로 인식해 저항 없이 배울 수 있다. 놀이로 많은 에너지를 소모했는데 성장까지도 해야 하니, 아이에게 가장 중요한 것은 에너지의 확보가 된다.

성장기의 아이는 어른보다도 많이 먹는다. 돌아서면 "배고파" 하는 것은 이 때문이다. 앞에서 심폐 박동을 빨리 해 혈액의 순환이 잘되게 해주는 것을 교감신경, 소화기와 생식기를 가동해주는 것을 부교감신경이라고 했다. 아이들에게 성(性)은 의미가 없다. 사춘기가 되기 전까진 그저 '달려 있는' 존재에 불과하다. 성인의 초입인 사춘기에 들어서면 생식기는 급속히 발전해 중요 기관이 된다.

사춘기 전의 아이에게는 하루 종일 뛰어다닐 수 있게 해주는 강력한 심폐와 열심히 에너지를 만들어주는 소화기가 중요하다. 교감과 부교감신경이 모두 발달해 있어야 하는 것이다. 덕분에 각성과 숙면을 자유자재로 한다.

그런데 중요한 것은 성장이니, 이를 위한 에너지 생산에 더 적극적이 된다. 공부처럼 재미없는 놀이를 하면 아이가 흥미를 잃고 잠들려고 하는 것은 이 때문이다. 아이들이 '잠보'인 이유이다. 잠이 부족해 투정을 부리는 아이는 있어도, 잠을 못 자서 피곤하다고 말하는 아이는 없다.

부교감신경도 항진되면 문제가 발생한다. 기억을 떠올리는 일이 적으니, 당연히 연상을 하지 않거나 적게 한다. 한마디로 '생각 없이' 사는 것이다. 걸음마를 시작한 아이를 보면 자명해진다. 성장을 하는 아이에게서 먹고 있는 것을 빼앗으면 울음을 터뜨린다.

울음의 크기나 길이는 아이마다 차이가 있겠지만, 먹을 것을 빼앗긴게 분해 잠들지 못하는 아이는 없다. 다른 놀잇감이나 먹을거리를 주면 앞에 빼앗겼던 것은 까맣게 잊어버린다. 아이는 경험한 것이 적으니 빼앗긴 먹을거리를 찾아내는 연상을 하지 못하기 때문이다. 다른 자극이 들어오면 거기에 반응함으로써 먼저 생긴 일을 잊어버린다.

부교감신경이 활성화된 이가 이와 비슷하다. 이들은 먹을거리를 빼앗긴 것이 싫을 뿐이지 두렵지는 않은 것이다. 아이는 그래도 된다. 그러나 성인이 반복해서 먹을 것을 빼앗겼을 때 제대로 대응하지 못하면 그는 바보 같은 존재가 된다.

그런데 성인이기에 자신이 바보로 여겨진다는 것을 알고 우울해진다. 그러다 좋아하는 것이 생기면 좋다는 단순한 반응을 보인다. 받지 못하면 쟁취하려고 하지 않고, 그냥 물러섬으로써 또 바보라는 소리를 들으며 우울해지는 악순환에 빠지게 된다. 무기력한 사람이 되는 것이다. 이렇게 사는 이를 우리는 '느려터진 놈'이라고 한다.

부교감신경을 너무 살려도 곤란하다. 아이처럼 교감신경과 부교감신경이 균형 있게 작동하게 해야 한다. 나이가 들수록 교감신경이 항진하는 경우가 많으니 부교감신경이 가동할 수 있는 여지를 만드는데 노력해야 한다. 흥분과 긴장을 주는 상황을 피하고 적당한 운동과 교제를 해야 하는 것은 그 때문이다.

한의학은 과학이어야 한다

성인이 되면 주변 상황에 대처할 수 있어야 한다. 그중에는 하기 힘든 것, 하기 싫은 일이 적지 않다. 그래서 저항이라는 흥분이 일어난다. 교감신경이 항진되면 문제를 일으킨다. 몸의 일부가 망가지는 것이다.

비염과 중풍을 전문으로 치료하기 전 일반 환자를 많이 보던 시절의 일이다. 후배인 경희대 한의대 학생들이 배우러 온 적이 있었다. 1995년경인데 30~40명의 학생들을 모아놓고 강의를 하게 되었다.

생리불순 같은 갱년기 여성 증후군 처방법을 쓰게 했더니 많은 학생들이 간기울결(肝氣鬱結) 푸는 법을 써냈다. 간의 기운이 뭉친 것을 간기울결 또는 간기울혈(肝氣鬱血)이라고 한다. 간이 노(怒)했다고 표현하기도 한다.

가미소요산(加味逍遙散)을 처방해야 한다고 답한 학생도 있었다. 가미소요산은 혈분이 적어 뼈가 여위고, 기침을 하면 신열이 나고, 오한도 자주 일어나며 입이 마르고 변비가 있는 환자에게 쓰는 한약이다. 혈분이 적으면 생리가 불순하고 잘 놀라 가슴이 울렁거린다. 얼굴이 붉어지고 입이 마르는 경우가 많은데 이때도 가미소요산을 처방한다. 학생들은 배운 대로 한 것이다.

폐경을 하는 갱년기 여성 증후군이라면 이러한 처방이 옳을 수 있다. 『동의보감』에도 그렇게 씌어 있기 때문이다. 그러나 갱년기가 아닌 여성이 이 증후군을 보이면 어떻게 할 것인가. 필자는 바로 이렇게 되물었다.

대답이 없었다. 필자는 "같은 증상이면 같은 처방을 해야 하는데, 그렇지 못하다면 한의학은 비과학적이라는 지적을 피할 수 없지 않느냐"고 반문했다. 역시 학생들은 답하지 못했다.

필자는 한 여성 환자를 염두에 두고 그 질문을 한 것이었다. 아직 갱년기가 될 리 없는 30대 후반의 매우 마른 부인이었다. 증세를 들어 보니 전형적인 갱년기 증후군이었다. 이상하다 싶어 복진(腹診)을 했는데, 배꼽 위쪽에 수술 자국이 있었다. 제왕절개로는 배꼽 위에 수술 흔적이 남지 않기에 조심스럽게 물었더니 깜짝 놀랄 이야기를 했다. 망설이다가 꺼낸, 감정이 복받친 설명이었다.

공무원인 그는 대기업에 다니는 남자와 결혼했다고 한다. 그런데 1년도 안 돼 남편은 '회사를 다니면서 사업을 해보겠다'며 돈을 마련해달라고 했다. 남편을 믿었기에 자신의 돈은 물론이고 친정의 돈도 빌려다 주었다. 그런데 실패했다. 보통 실패가 아니라 돈을 다 날린 것이다. 당연히 부부싸움이 잦아졌다. 아이는 둘을 낳았지만 부부간의 정은 떨어졌다. 친정에 갈 수도 없어 싸우며 살았는데, 어느 날 보니 남편은 회사도 그만두었다고 했다.

돈 갚을 길은 막막했고 자신에게 주어진 숙제가 너무 버거웠기에 남편과의 싸움은 갈수록 험악해졌다. 그러던 어느 날 다툼이 시작되자마자 남편이 흉기로 그의 배를 찔렀다. 장이 쏟아지는 것을 느끼며 쓰러졌는데, 남편은 문을 닫지도 않고 나가버렸다. 다행히 문틈으로 신음하는 그를 알아본 이웃이 있어 목숨을 건졌다.

그의 오빠는 강력계 형사고 남편을 붙잡아 죽도록 때렸다고 한다. 그랬더니 남편은 기죽지 않고 "네 (여)동생을 죽이겠다"고 대꾸했단다.

배꼽 위쪽의 자국은 그때의 자국이었다. 설명을 듣고 나니 스트레스가 그의 갱년기 여성 증후군을 만들었다는 판단을 할 수 있었다. 부인의 증상은 그것만이 아니었다. 장의 움직임도 좋지 않았다. 신경성 위염도 있는 것으로 보였다. 심폐 기능도 정상적이라고 할 수 없었다.

그는 또 다른 속 이야기도 했다. "남편을 죽이고 싶다"고. 그는 남편에 대한 원망과 두려움, 아이들에 대한 부담, 버려졌다는 공포에 짓눌려 있었다. 심한 자학도 하고 있었다.

밤에는 부교감신경이 위장의 연동운동을 활성화시키고 생식기도 챙겨주어야 하는데, 그는 그렇게 할 수 없게 된 것이다. 자궁은 난소의 명령도 받는데 부교감신경이 활성화되지 못하니 난소와 자궁이 모두 나빠져 있었다.

이러한 그에게 간의 기운을 푸는 처방으로 가미소요산을 처방하여 나았다고 해보자. 이와 유사한 환자들에게도 동일한 치료 결과가 몇 %로 나타날까? 치료기전을 약재별 효능에 준해 설명할 수 있어야 하며 더 나은 방법이 있는지를 비교·분석해 객관적인 용어로 설명해주어야 한다. 그래야만 한의학이 과학의 큰 줄기로 되돌아갈 것이기 때문이다.

한의학은 비과학적이라는 소리를 듣는데 이를 극복할 방법을 찾아보자는 것이 필자의 의지였다. 한의학은 과학이어야 한다.

기전(機轉)의 비밀

    몸과 마음에 문제가 있으면 통증이 일어난다. 팔이 꽉 잡혀 있다면 아프니 빼내려고 한다. 여의치 않으면 풀어달라고 소리친다. 통증은 스트레스를 받고 있다는 뜻인데, 이를 줄이거나 없애려는 노력을 '대처기전(對處機轉, coping mechanism)', 줄여서 '기전'이라고 한다. 이 노력을 스스로 한다면 '자가 치료기전'이다. 자가 치료기전은 짐승도 하는데, 배운 적이 없는데도 하는 자가 치료기전을 살펴볼 필요가 있다.

    두통이 생기면 약을 구하기 전까진 대개 아픈 부위를 눌러본다. 머리를 흔드는 사람도 있다, 찬물에 머리를 담그는 사람도 나올 것이다. 머리의 아픈 부위를 누르는 것은 그곳을 지나는 혈관을 자극해 혈압을 높임으로써 통증을 없애보려는 노력이다. 머리를 흔들거나 찬물에 담그는 것도 머리에 가해지는 압력인 뇌압(腦壓)을 낮추려는 무의식적 행동이다.

잡혀 있는 팔을 빼내려면 잡고 있는 것보다 강한 힘을 써야 한다. 이것이 또 다른 고통을 만든다. 팔이 빠져나온다면 두 고통은 사라지니 '감내'할 수 있다. 하지만 팔을 빼내는 아픔이 더 크거나, 더 크다고 느끼면, 빼내지 못하게 된다. 팔에 통증이 있는 상태로 살아가게 되는데, 이것이 만성 통증인 스트레스를 만든다.

자가 치료기전을 할 수 없으면 외부의 도움을 받아야 한다. 그러나 외부에서 가동하는 기전이 만성 스트레스보다 강한 힘을 가한다면, 그는 견디지 못하니 다시 문제가 된다.

거대한 바위가 집을 짓누르고 있다고 가정해보자. 지붕이 무너질 것 같다면 바위를 제거해야 한다. 바위를 들 수 있는 크레인을 가져와야 하는데, 크레인을 세울 곳이 마땅치 않다. 집 위에 올려놓고 작업해야 하는데, 그렇다면 그 집은 바위와 크레인 무게를 동시에 견뎌야 한다.

집이 그 둘의 무게를 견디지 못한다면 어떻게 할 것인가. 바위를 잘라내는 방법이 있다. 바위를 한 번에 '쩍' 하고 자르려면 강력한 타격을 해야 하는데, 집은 그 타격을 견디지 못한다. 그렇다면 구멍을 내 바위를 잘라야 한다. 낙숫물이 바위를 뚫는다는 '적수천석(滴水穿石)'이란 말도 있으니 못 뚫을 이유는 없다. 그러나 어느 세월에 뚫을 것인가. 현실적인 방법을 찾아야 한다. 환자가 감내하는 정도까지는 압박을 가해 더 빨리 바위를 뚫어야 한다.

착암기가 답이 된다. 착암기는 물방울보다는 훨씬 세지만, 한 번으로는 바위에 흠집을 내지 못한다. 그러나 반복해서 두드리면 구멍을

낼 수 있다. 수많은 타격을 가하는 착암기의 '진동'이 바위를 뚫는 것이다.

기관의 변형까지 초래한 극심한 고통도 진동으로 제거해볼 수 있다. 환자가 감내할 수 있는 진동으로 조금씩 스트레스를 잘라 없애는 것이다. 바위를 제거하면 우그러져 있는 집을 바로 세울 수 있는데, 이는 구조를 정상화하는 것이다.

착암기로 스트레스를 잘라내 구조를 바로잡아줄 경우 '반드시' 검증해야 할 것이 있다. 다른 이유로 같은 증상을 보인 환자에게도 이 방법을 적용할 수 있는지 반복해서 살펴보는 것이다.

반복검증을 하려면 관찰을 해야 한다. 관찰은 집중을 요구하는데, 이렇게 하면 통계가 만들어진다. 95% 이상 유의미한 효과가 있다는 결과가 나오면 이 시술법은 유의미해지며, 99% 이상이라면 정답에 가깝다는 뜻이다. 갱년기 탓에 생겼든, 다른 이유로 생겼든 동일한 증상을 해결하는 과학적인 치료법이 될 수 있는 것이다.

나머지 1%는 무엇일까. 살면서 얻은 스트레스로 생긴 변형이 아니라, 유전으로 이뤄진 변형일 가능성이 높다. 유전적인 문제는 해결하기 어렵다는 것이 솔직한 고백이다. 의사는 끝까지 사랑을 품을 수 있어야 한다. 그것이 치료기전을 만드는 비밀이다.

회피와 몰입

　　간기울결을 갱년기 여성만 걸린다고 생각하면 착각이다. 남성도 걸리는데, 그렇게 되면 전립선 비대나 조루를 맞는다. 둘의 차이는 흥분도에 있다. 전립선 비대는 성적 자극에 둔감해진 것이니 성 생활에 자신이 없어 각방을 쓰게 된다. 조루는 너무 예민해져 회피를 하게 된다. 다른 증상이지만 원인은 같으니 근치(根治)를 하면 모든 문제가 풀린다. 숙면을 하고 정력도 좋아지는 것이다.

　　교감신경의 항진이 만병의 원인이기만 한 것은 아니다. 현명한 선택을 하면 병을 피해가며 상당한 업적을 쌓을 수도 있다. 교감신경을 두려움을 극복하려다 더 큰 스트레스를 만들어내는 쪽으로 사용하지 않는 것인데, 여기에는 여러 가지 방법이 있다.

　　첫째가 몰입이다. 몰입과 흥분은 교감신경과 부교감신경, 전립선 비대와 조루처럼 다른 것 같지만 같은 것이다. 흥분은 두려움에 집중하는 것이라 주변 상황에 예민하게 반응해 심신을 녹초로 만들어버린다. 몰입은 두려움에 압도되지 않고 하나에만 집중할 수 있다.

몰입을 잘하는 인물로는 칸트가 유명하다. 그는 자신이 풀어야 할 문제를 끄집어내 연상을 거듭하며 생각에 몰입했다. 그는 문제를 두려워하거나 싫어하지 않았으니 스트레스를 별로 느끼지 못했다. 그런데 몰입의 정도는 매우 강해서 늘 다니는 길로 정해진 시간에 산책했다. 이 몰입 때문에 그는 결혼식 날짜도 잊어버렸다고 한다. 하나에 몰입하면 에너지 소모가 적을 뿐만 아니라 기혈 순환이 일어나기에 있는 울결이 풀리는 경우도 있다.

방향을 바꾸는 것도 방법이다. 고통에 예민하다 보니 사람은 교감신경을 하기 싫은 일에만 적용하게 됐는데, 그렇게 하지 말고 하고 싶은 일에도 적용시켜보는 것이다. 깔깔거리며 웃는 시간을 늘리는 것이다. 일종의 회피인데, 싫은 것을 의식한 회피가 아니라 즐거움을 찾아가는 회피인지라 스트레스가 해소된다.

이러한 몰입은 각성을 해야 하는 낮에 해야 한다. 잠자리에 누워서 한다면 역시 교감신경이 활성화될 수 있기 때문이다. 낮에는 스트레스를 줄이는 몰입 쪽으로 교감신경을 활성화시키고, 밤에는 편안함을 즐김으로써 부교감신경을 활성화시켜야 한다.

방향 전환을 하는 방법에는 명상이 있다. 명상은 기억을 불러내지 않고 자기의 숨에 집중하는 것이다. 왜 호흡에 집중하는가. 혈액은 세포가 필요로 하는 영양과 산소를 공급해준다. 영양은 소화기에서 얻지만 산소는 호흡으로 얻어야 한다.

산소는 들숨[吸]으로 들어왔다가 날숨[呼]으로 바로 나가는 호흡에서 얻어야 한다. 그래서 '기(氣)'라고도 한다. 이렇게 몸은 대기(大氣)와 연결돼 있다. 외부에서 들어온 기(산소)는 혈액을 타고 세포로 전해지니 기혈순환이라는 말도 만들어졌다.

명상을 할 때는 심호흡의 일종인 복식호흡이나 단전호흡을 한다. 단전호흡은 횡격막을 아래로 당겨 공기를 폐 깊숙한 곳까지 들어가게 하는 것이다. 이렇게 하면 외부 공기를 접하는 폐포(肺胞)가 늘어나 혈액에 실리는 용존산소가 증가한다.

평소에는 횡격막을 많이 쓰지 않는 얕은 호흡을 하니 폐의 위쪽에 있는 폐포만 산소 교환을 하는데, 심호흡을 하면 더 많은 폐포가 산소를 잡아내는 것이다. 당연히 세포에 전달되는 산소가 늘어나니 세포의 활동이 왕성해진다.

단전호흡은 폐로만 공기를 깊이 넣어주는 것이 아니다. 식도를 통해 위장에도 공기가 들어가게 해준다. 소화를 하려면 산소가 있어야 한다. 심호흡은 위장에 산소가 들어가게 해주니 소화가 잘될 수밖에 없다.

스트레스를 받아 긴장하고 있으면 부교감신경이 활성화되지 않아 소화불량 상태가 유지되는데, 그러한 자극을 끊고 위장으로도 많은 산소가 들어가게 해주니 당연히 소화가 잘 일어난다. 순환기도 좋고 소화기도 좋게 하는 것이 단전호흡인 것이다.

항상 각성돼 있지 않으려면 스트레스를 주는 것을 회피하고 스트레스를 주지 않는 것에 몰입하여야 한다. 부교감신경을 활성화시키는 것도 또 다른 집중이라는 것을 잊지 말아야 한다.

나는 왜 코를 선택했나

치료는 반복검증이 중요하다. 10명은 나았고 90명은 안 나았는데, 나았다는 결과에 목말라 10명에 집중하면 '100% 고쳤다'는 착각을 하게 된다. 90명에 초점을 맞추면 제로인 것을 알면서도 이러한 주장을 하는 게 사람이다. 이 덫에 걸리지 말아야 한다. 자동차는 고치다가 실패하면 폐차가 되지만 사람은 폐인(廢人)할 수 없기 때문이다.

인체는 변한다. 종잡을 수 없이 변하는 것을 혼돈, 즉 카오스라고 하는데 인체가 카오스다. 카오스는 무질서인가? 그렇지 않다. 어린아이들에게 백지를 주고 아무것이나 끝까지 마구 그리게 하면, 대다수는 큰 원형의 것을 그려놓는다. 원칙도 기준도 없이 마음대로 하라 했는데, 흐름이라는 질서가 나오는 것이다. 경제학에서 말하는 시장 원리도 그렇다. 무질서한 시장이 가장 강한 것을 뽑아낸다. '끝까지의 혼돈'은 없다.

혼돈은 질서를 품고 있는데, 그 질서를 뽑아내는 것이 문명이다. 여러 광물질을 품고 있는 광석을 녹여 철, 금, 은, 구리를 뽑아내면서 문명이 열렸다. 의학도 인체라는 카오스에서 질서를 찾아낸다.

하지만 다른 과학과 마찬가지로 의학도 카오스에 숨어 있는 모든 질서를 찾아내진 못했다. 그렇다면 찾아낸 것만 과학이라고 해서는 안 된다. 찾아내지 못한 것을 찾는 노력도 과학일 수 있기 때문이다.

그러나 원칙은 필요하다. 통계학적으로 유의미한 대상을 상대로 반복검증을 했고, 유전적으로 치료가 어려운 것은 제외하고 거의 다 고칠 수 있어야 '과학적'이 된다.

그렇게 해서 얻어낸 방법은 디지털화해야 한다. 한 뼘 단위가 아니라 ㎝나 ㎜ 단위로 시술 방법을 정리해놓아야 한다. 언제나 똑같을 수 있는 정량 단위를 써서 누구나 알 수 있게 해야 한다. 시술 프로세스도 인공지능(AI) 로봇이 할 수 있을 정도로 정교하게 디지털로 정리해놓아야 한다. 그래야 다른 의사들도 그 방법으로 환자를 고칠 수 있다. 하나의 질병이 극복돼가는 것이다.

인체는 측정 가능한 범위에서 움직인다. 인체에 있는 여러 기관은 쓸모 있는 도구이다. 눈은 보는 일을 하고, 코는 호흡과 냄새를 맡는다. 눈은 호흡을 하지 않고 코는 보지 못하니 고유의 일은 정해져 있는 것이 확실하다. 도구는 기능을 해야 하니 구조를 갖고 있다. 구조를 이해하면 기관이 하는 기능을 이해할 수 있을 정도로 둘은 밀접하다.

그런데 기능에는 '허실(虛實)'이 있다. 너무 잘해서 문제가 일어나면 실병(實病), 너무 못하면 허병(虛病)이라고 한다. 교감신경이 항진해서 겪는 실병이 불면이다. 교감신경이 허약하면 느려터진 놈이 된다.

따라서 반복검증으로 찾아낸 중용의 값이 되도록 허실을 교정해주어야 한다. 기능이 와해됐거나 지나친 것은 해당 기관의 구조가 망가졌기 때문이다. 망가진 구조를 중용의 값이 나오도록 바로잡아주는 것이 바로 과학적인 시술이다.

인체는 우리가 찾아내지 못한 수많은 질서의 집합체이다. 그 질서를 찾아내지 못했기에 카오스로 보일 뿐이다. 질서를 찾아내 그 질서가 잘 발현되도록 망가진 구조를 바로잡아주면 난치병을 치료할 수 있다. 카오스라는 이름으로 방치해놓은 망가져 있는 구조를 바로잡아주는 것만이 원인적인 치료다.

필자는 구조를 바로잡기로 했다. 그러나 모든 것의 구조를 바로잡을 수는 없으니 필자가 많이 치료해온 비염과 중풍에 집중했다. 코에 초점을 맞춘 것이다.

구약 창세기에 '하나님이 흙으로 사람을 창조하신 후 코로 숨을 불어넣어 생명을 주셨다'란 내용이 있다. 공기가 드나드는 코는 인체와 인체 바깥을 연결하는 통로다. 코로 들어온 공기(산소)는 혈액을 타고 온몸을 드나드니, 혈액이 지나는 혈관은 코의 연장이 된다. 그러한 코와 혈관이 막혀 있다면 누구도 건강할 수 없다. 필자는 그러한 병목을 뚫으려고 했다.

7장
고통과의
싸움

포기와 오기
사이

그날

1992년 9월 7일을 절대로 잊을 수 없다. 죽음을 경험했기 때문이다. 필자의 삶은 그날 이전과 이후로 확연히 나누어진다. 9월은 안개가 피는 계절인데, 집사람을 만나고 밤늦게 부산에서 올라오게 되었다. 새벽에 안개가 자욱해진 고속도로를 달린 것이다. 앞에 달리는 차가 제동해도 안전하게 세울 수 있도록 충분한 거리를 두고 달렸다. 안개 때문에 앞만 주시한 것이 실수였다.

구비 오른쪽에서 합류해오는 길이 있었는데 그 길로 들어오는 트럭을 보지 못한 것이다. 사이드 미러로 본 '뒤'는 안개가 차단해준 어둠으로 깜깜했으니, 전방에만 더욱 신경 쓴 탓일 수 있다. 8톤 트럭이었다. 트럭 운전기사도 어둠과 안개 때문에 앞만 보고 달렸는지, 본 도로에 내가 달리고 있는 것을 보지 못하고 본 차선으로 들어와버렸다고 했단다. 충격과 함께 트럭과 내 차가 닿았다는 것을 알았다.

순간 트럭에 밀리거나, 당황해서 핸들을 왼쪽으로 돌리면 내 차는 튕겨나가 중앙분리대와 충돌해 더 큰 사고가 날 것 같다는 생각이 들었다. 그 때문에 트럭에 낀 채로 달려갔는데, 트럭 운전기사는 내 차가 끼었다는 것을 알지 못하는지 계속 달렸다. 답답하고 아찔했다.

그 와중에도 조수석과 뒷자리에 가족이 있는지부터 살폈다. 아무도 없다는 것이 다행이었다. 결국 내 차는 트럭에서 튕겨 나와 중앙분리대와 충돌한 후 뱅뱅 돌다가 찌그러진 상태로 멈추었다.

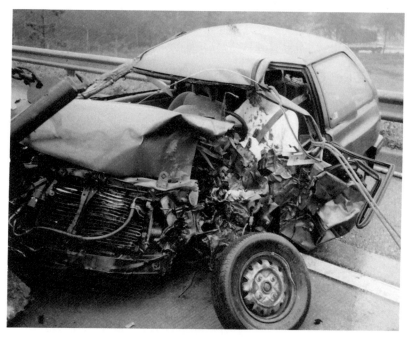

1992년 경부고속도로에서 당한 교통사고 현장. 사경을 헤매며 받은 많은 수술과 재활을 거쳐 다시 의사가 된 필자는 이때 겪은 고통을 해결하기 위해 분투하면서 통뇌법을 개발하게 되었다.

당연히 의식을 잃었다. 중앙분리대와 충돌한 내 차의 왼쪽 앞바퀴가 빠져나갔으니, 충격은 대단했을 것이다. 그때 나는 내 몸을 빠져나오는 나를 알아챘다. 나를 보니, 피투성이가 된 채 얼굴이 왼쪽으로 꺾여 있는 것이 보였다. 이어 위로 '휙' 올라가는 느낌이 들었다. 동시에 내가 살아온 삶이 주마등(走馬燈)처럼 옆으로 지나갔다. 짧은 시간이었지만 슬로비디오처럼 내가 살아온 모습이 자세히 보였다.

그런데 현장에 출동한 교통 경찰관이 찍어놓은 사진을 보면 내 얼굴은 오른쪽으로 꺾여 있었다. 피투성이로 의식을 잃은 내가 고개를 돌렸을 리는 없다. 경찰관들은 운전석에 있는 나부터 살펴봤는데 호흡이 없었다고 했다. 그래서 찌그러진 앞문을 떼어내 나를 꺼내는 것부터 하지 않고 다른 것부터 하려고 했는데, 갑자기 내가 "꺼억~ 훅" 하고 숨을 내쉬더라는 것이다. 그때서야 나를 꺼내려고 부랴부랴 앞 문짝을 와이어로 묶어 다른 차로 당겨 떼어내게 했는데, 그때 차가 흔들려 내 얼굴이 오른쪽으로 꺾인 것이다.

그때 나는 내 몸으로 돌아왔다. 하나님이 그렇게 하라고 하셨기 때문이다. 기독교는 알았지만 교회에는 다니지 않을 때였다. 하나님은 "모든 기도를 듣고 있다는 것을 사람들에게 전하라"고 하며 나에게 돌아갈 것을 명하셨다. 그리고 내가 있는 곳으로 내려왔는데, 내 모습이 너무 흉측해 들어가기 싫었다. 피투성이인 내게로 들어갔는데 격렬한 아픔이 밀려왔다.

단순한 임사(臨死) 체험을 한 것이 아니라 사후세계에 다녀온 것이 분명했다. 그곳에서 절대 순수인 하나님뿐만 아니라 천국과 지옥도 보았다. 두 곳의 차이는 한마디로 인구 밀도에 있었다. 지옥은 아비규환, 고통받고 있는 사람이 너무 많아 보는 것만으로도 힘이 들었다. 천국은 사람이 적고 쾌적했다. 한순간에 심신이 편안해지는 곳이었다.

"모든 기도를 듣고 있다는 것을 전하라"라고 하신 분이 하나님인 것은 어떻게 알았느냐고? 영혼은 직관으로 본다. 사람은 해보지 않고도 알 수 있는 것이 매우 많다. 거친 깡패를 만나면 잴 것도 없이 도망부터 쳐야 한다. 거친 깡패를 이길 수 없다는 것을 영혼이 먼저 알아차렸기 때문이다. 그 반대인 경우도 있다. 절대적인 존재라는 것을 바로 알게 된다. 그는 나를 다 알고 있다는 느낌이 들었다. 무엇을 부정하고 거역할 것인가. 하나님이 "모든 기도를 듣고 있다는 것을 전해주라"고 한 것은 예수의 길을 따라가라는 뜻으로 바로 이해됐다.

절대적인 존재에게는 시종(始終)이 없다. 태양의 나이가 47억 년이라고 하는데, 늙은 것인가 젊은 것인가. 영혼도 절대적으로 순수한 존재다. 그런데 존재에는 기억이 있다. 클라우드처럼 우주에도 나를 기억하는 서버가 있는 것이다. 그 서버로 나를 볼 수 있다. 발가벗겨놓고 볼 수가 있다. 자기 한계를 볼 수 있어야 직관(直觀)을 얻을 수 있다. 하나님은 가장 완벽한 존재이니 모든 것을 직관하신다.

인근에 있는 병원으로 실려갔다가 서울에서 형님이 오셔서 경희대병원으로 옮겨주셨다. 그리고 100여 일을 입원해 팔다리를 절단해야 패혈증을 막을 수 있을 것 같다는 끔찍한 말까지 들으며 수술과 처치를 받기 시작했다. 적극적으로 치료에 임했다. 마취를 하지 않고 받은 것도 있었다. 팔과 손을 수술할 때인데, 마취를 하면 감각이 사라져 뼈에 구멍을 뚫는 수술 중에 신경과 근육이 다치는 것을 수술의사도 모를 수 있다고 했기 때문이다. 나는 그것을 견뎌냈다.

나는 엄살을 모르는 '곰'이었다. 그만큼 하나님의 뜻을 전해야 한다는 의지가 강했던 것이다. 그리고 1년여간의 재활에 들어갔는데, 처음에는 휠체어도 탈 수 없었다. 하지만 탔고 마침내 걸었다. 재활을 끝낸 뒤에는 좋아하는 자전거도 다시 타게 되었다. 그때 술을 마시지도 않았는데도 내가 음주운전처럼 움직인다는 것을 알았다. 내가 생각하는 방향으로 자전거가 가지 않는 것이다. 그제서야 달라진 팔다리의 길이와 각도 문제를 심각하게 받아들이게 되었다.

사고 직후 내 왼팔은 안쪽으로 굽어 있었다. 그것을 바로잡았지만, 왼팔은 수십 조각으로 뼈가 골절됐었기에 짧아질 수밖에 없었다. 왼다리도 그렇다. 그러하니 핸들을 바로 잡고 페달을 돌린다고 해도 자전거는 왼쪽으로 휘어져 갔다. 머리는 바로 가라 하는데 사지는 다른 데로 가니 삐뚤빼뚤 운행을 하는 것이다. 손목과 팔꿈치, 목과 허리 골반이 모두 쑤시고 움직일 때마다 소리가 났다. 매일 극심한 두통과 무력감이 밀려왔고 기억력 저하와 침침한 눈, 뒷머리 저림에 시달려야 했다.

A급 같은 B급이 되자

     수능 시험이 100일 남았을 때의 일이다. 한참 공부를 하고 있는데 눈이 보이지 않았다. 자취하느라 하루에 한 끼도 제대로 먹지 못해 눈에 영양실조가 온 것이다. '지독하게 어려운 상황에서 공부하려는데 왜 안 보이냐'는 원망이 들어 화가 났다.

  눈물의 기도를 했다. 다시 눈이 보였다. 하나님이 도와주셨구나. 1, 2, 3지망을 모두 경희대 한의학과로 써냈다. SKY대학은 쳐다보지도 않았고 오로지 경희대 한의대를 향했다.

  그렇게 들어가서 접한 한의학은 한마디로 '박제한 새'였다. 낡은 노트 한 권을 들고 들어와 '명의 되는 레시피'라고 우겨대던 교수님의 강의는 우물 안 개구리의 외침으로 들렸다. 양의학에 눌려 열등의학 전공자 코스프레에 빠진 선배들의 모습에 가슴이 터질 것 같았다.

  S대에 버금가는 최고 인재를 모았다는 경희대 한의학과는 영화 '기생충'에 나온 지하실이었다. 예과 2년 동안 착한 친구 네 명이 자살했

다. 우리는 '피의 학번'이 된 것이다. 질식할 듯했다.

생활고도 심했기에 장학금이라도 받아서 졸업이라도 해볼 요량으로 담임교수실을 찾아갔다. 바둑판에 시선을 고정한 교수님은 귀만 열어주었다. 그에게 장학금 이야기를 꺼냈더니, "없어. 올해는 내·외부 장학금이 없어. 작년에 너무 많이 나가서 0원이야. 0원…"이라고 했다. 가뜩이나 다니기 싫어진 학교인데, 등록금 걱정을 풀지 못하게 되었다. 내 생계도 해결할 수 없었다.

순간 '내가 돈이 없지, 자존심이 없냐'라는 생각이 들며 분노가 몰려왔다. 학교를 접고 노점이나 하자는 울분이 몰려왔다. 문짝이 터져라 닫고 나온 뒤 자퇴서를 내려고 대학 사무실로 달려갔다. '두 번 다시 한의학 계통에 발을 디디나 봐라. 죽어도 한의학계에서는 안 죽는다'는 다짐을 하며…. 그런 나를 학생처 직원이 설득하고 또 설득했다. 마지못해 그의 의견에 따라 휴학계를 내고 나왔다.

지금은 학생처 직원분과 3년간 노점상을 하게 해준 교수님 모두에게 고마움을 느낀다. 교수님의 자극 덕택에 복수의 칼을 품고 일어났기 때문이다. 복학한 나는 '기본에서부터 시작해보자'는 생각을 했다. 어차피 B급 인생을 살 것이라면, A급 같은 B급이 되는 게 낫겠다고 본 것이다. 하루 열 시간씩 『동의보감』과 『황제내경』 원문을 파고들었다. 한문을 공부해본 적이 없는 내게 마침표가 없는 한문 원문을 읽는 것은 외계인이 쓴 암호문을 보는 것 같았다.

그리고 이해하기 시작했다. 5년간 하루도 빠지고 않고 10시간씩 읽었더니 어디서 문단이 끊어지는지, 어떤 뜻인지 보이기 시작한 것이다. 『동의보감』 원문은 처음부터 끝까지 암기하게 되었다. 『황제내경』은 어디에 무슨 말이 나오는지 정도까지는 알게 되었다. 볼수록 재미있고 신비스러운 자료였다. 그러나 딱 거기까지였다. 신기하다는 것이 현재를 바꿀 수 있는 것은 아니었기 때문이었다.

아픈 환자 앞에 서 보면 학자(교수)와 의사는 확연히 차이가 난다. 학자는 이론과 추론을 말해도 되지만 의사는 결론만 말해야 하기 때문이다. 고칠 능력이 있으면 의사, 그렇지 못하면 "돌팔이" 소리를 들어야 한다. 학자는 그렇지 않다.

의사면허를 받으며 '좋은 의사'가 되기로 결심한 후에도 '포기'와 '오기' 사이를 수없이 오갔다. 하고 싶지 않은 공부를 하느라 모두 합해 8년을 허우적거렸다.

그러다 알게 되었다. 과학은 검증이라는 사실을. 구닥다리처럼 보여도 현실적 가치를 부여할 수 있다면, 쓰임이 있다면, 오래된 그릇이라고 해서 밥 먹는 데 지장이 있는 것이 아닌 것처럼 한의학도 매우 유용한 학문이라는 것을 알아차렸다. 오래되었기 때문에 앤티크 콜렉션에서 비싼 대접을 받을 수 있다고도 보았다.

미켈란젤로가 그린 헬리콥터 같은 비행체의 비행 원리가 현대 비행기의 모티브로 재현되기도 한다. 한의학을 공부하며 여러 가지 학문의 중요한 기준을 배우게 되었다. 많은 분야를 섭렵했다. 균형을 잡는데 주목했다. 추론을 결론으로 바꾸지 않는 정직함이 있어야 하기 때문이다. 하나를 모두라고 하지 않는 진중함도 갖추려고 했다.

가난했던 학창시절과 힘들었던 교통사고가 '궁즉통(窮則通)'을 할 수 있는 힘을 준 것 같다. 통(通)을 하려면 반드시 아픔이라는 '통(痛)'을 견뎌내야 한다. 이 고통 때문에 궁즉통을 회피하는데, 어려움이 있었기에 간난 속을 헤매던 내 삶을 견뎌낼 수 있는 여력이 생긴 것이다. '통(痛)'이 '통(通)'을 부른다, 통(通)하면 새로운 길을 찾을 수 있다.

불난 한의원

교통사고를 당했을 때 나는 성남시에 있는 한 한의원의 월급쟁이 부원장이었다. 학교 선배분이 하시는 곳에서 일하게 된 것이었다. 원장님은 내게 다 맡기셨다. 그의 건강이 매우 나빠졌기 때문이다. 나중에는 필자를 원장으로 아는 환자들이 많아졌다. 한의원은 미어터질 지경이 되었다. 가난한 동네였기에 비염 환자가 많아 자연스럽게 호흡에 관심을 갖게 되었다.

그러다 교통사고를 당해 1년을 쉬었더니, 원장님께서 독립해 일할 수 있도록 30평 정도 되는 한의원 자리를 계약해주셨다. 어떤 동네인지 가보았다. 인근에 있는 한의원 원장을 찾아뵈었더니, "환자가 없다"는 것이었다. 기분이 좋지 않았다.

그러나 개원한 필자의 한의원에는 환자가 몰려왔다. 돈을 번 나는 전 원장님께 계약금을 돌려드리고 열심히 진료를 했다. 환자는 끊이지 않았다. 그리고 또 일을 당했다. 가족과 함께 충주로 휴가를 갔는데 직원이 전화를 걸어왔다. "병원에 작은 불이 났는데 와보셔야 할 것 같다"고 했다. 무슨 소린가 싶어 올라와 가보니 한의원이 홀랑 타버린 상태였다. 바닥엔 물이 흥건하고 벽과 천장은 그을음투성이였다. 의료 장비들도 타거나 녹아 있었다. 어머니와 처가 울음을 터뜨렸다.

"병원은 내가 운영하는데 내가 살아 있지 않나요. 반대였다면 어떻게 됐겠어요"라고 했더니 그제서야 울음을 그쳤다.

사고 원인은 전기 누전이었다. 그전에 한 전기 공사가 부실했는지, 사람이 없을 때 불이 튀어 다 태워버린 것이다. 누구를 탓할 수도 없었다. 공사를 하려는데, 새로 병원을 만드는 것보다 두세 배의 비용이 들었다. 그을음을 지워내는 것이 큰일이었기 때문이다.

공사를 하는 동안 갈 곳이 없었다. 같은 건물 2층에 있는 카페에 나와 공사를 지켜보곤 했는데, 한 환자가 찾아왔다. 꼭 내 약을 지어서 먹어야겠다는 것이었다. 처방을 해줬는데, 그날부터 환자가 끊이지 않았다. 졸지에 카페 한의원을 열게 되었다. 카페 주인이 좋아했다. 환자 손님으로 가득 차게 됐기 때문이다. 내게 따로 테이블을 내주고, 직원들은 다른 테이블에서 업무를 볼 수 있게 해주었다.

공사가 끝나 다시 한의원을 열었는데, 환자가 몰렸다. 불난 곳은 대박이 난다고 하던데 정말 그렇게 된 것이다. 인생은 새옹지마다. 교통사고를 당했는데 불까지 났다면 포기할 수도 있지만, 그러지 않았기에 전혀 다른 운명을 만들었다. 사람에 대해 더 많은 이해를 하게 되었다. 그렇게 일어나 분당으로 이전하였다.

나와 가족을 대상으로 한 실험

분당에서 한의원을 개업한 후 문제가 발생했다. 오후 2시부터 4시 사이가 되면 뇌가 멈추는 현상이 일어난 것이다. 그 시간대에 오는 환자들은 데스크에 나가서 이렇게 이야기했다.

"원장님이 무서워요. 말씀을 하시다가 갑자기 말을 뚝 끊고 식은땀을 흘리며 눈을 움직이지도 않고 바라보기만 하세요. 한참 지나면 언제 그랬냐는 듯 다시 이어서 말하시는데, 너무 무서워요…."

어떻게 해볼 도리가 없었다. 죽었다 살아날 정도로 큰 사고를 겪었으니 그걸 기억하는 몸이 비명을 질러댄 것이다. 진료에 몰입하려 할수록 이 증상은 심해져갔다. 그렇게 8년이 지났다. 개업 때부터 두통, 현기증, 중풍 환자를 많이 받았는데, 의사도 같은 상태라고 고백할 수 없었던 것이다. 갈등이 깊어져 의사 생활을 접으려 했다.

하지만 오기가 발동해 중풍과 비염 치료 연구에 몰두했다. 개발의 기준을 세웠다. 논리적이며 과학적인 검사체계와 치료법을 만들어보겠다고 한 것이다.

논리적인 근거는 '기능은 구조에서 나온다'에 두었다. 과학적인 검사와 치료법은 '반복 검증될 수 있는 것만이 과학'이라는 사실에 중점을 두었다.

'기능은 구조에서 나온다.' 모든 구조에는 기능이 담겨 있다는 뜻이다. 이 말의 뜻은 간단한 생활 소품에서도 알 수가 있다. 숟가락은 밥이나 국을 푸기 쉬우며, 젓가락은 반찬을 잡고, 가위는 자르는 데 특화되어 있다.

인체로 돌아오면 그 기능이 엄청나게 복잡해진다. 손가락은 물건을 잡고, 글을 쓰며, 예술작품을 만들고, 온도의 높고 낮음을 알아내며, 사랑을 느끼기도 한다. 손가락으로 키보드를 치고 있는 지금 손끝에 관계된 과거를 회상해보니, 아내의 손을 잡았던 첫날의 감전된 듯한 느낌이 되살아난다. 뇌의 기억중추와 공조된 것임을 잘 알지만, 손의 만지거나 잡는 기능에서 나온 기억이 분명하다.

필자가 개발하고자 하는 검사와 치료법은 95% 이상을 고칠 수 있어야 한다고 전제했다. 이는 통계학적으로 95% 신뢰도를 보장하겠다는 뜻이었다. 좀 더 솔직히 고백하면 99% 이상의 신뢰도를 갖고자 했다. 100명을 치료했는데, 한 명 정도에서만 "돌팔이" 소리를 듣는 완벽한 치료법을 만들고자 했다. 이유는 못 고친 한 명과 그의 가족에게서 듣게 될 원망과 '의사짓 10여 년 동안 뭐 했느냐'는 스스로에 대한 책망에서 벗어나고 싶었기 때문이었다.

첫 시작은 '선입견 깨기'였다. 한·양방을 구분하지 말자고 다짐했다. 진리는 좌우로 치우치거나, 앞서거나 뒤처지지도 않는 정중앙을 관통하는 힘이기 때문이다. 한의학의 신비함 뒤에 숨지 말고 양의학의 독단주의에도 휘둘리지 않기로 했다. 냉철하고 시각의 통을 키운 현재진행형으로 구조와 기능을 분석해보기로 했다. 이를 위해서는 검증 가능하고 쉽게 재현할 수 있는 치료법이 있을 것이라는 전제가 필요했다.

'나는 그 치료법을 찾아낼 수 있다.'

두 번째는 '구조 분석'이었다. 머리는 왜 저렇게 생겼을까? 코는, 부비동은, 기관지는, 심장은, 척추뼈는 왜 저렇게 생겼을까? 구조를 분석하니 답이 나오기 시작했다. 기능 없는 구조는 있을 수 없다는 것을 안 것이다.

머리뼈는 뇌를 보호하기 위해 만들어졌다. 그런데 앞쪽에서는 부비동이 에어백 역할을, 위와 뒤쪽에서는 두개골이 방패 역할을, 뇌강(腦腔)인 머리뼈 속은 워터백(water bag, 물주머니) 역할을 하며 뇌를 보호한다는 것을 알았다.

세 번째는 '검증을 위한 실험'이었다. 관찰로 발견한 가설과 추론을 과학적으로 검증된 결론으로 내놓으려면 철저한 검증을 해보는 실험이 필요했다. 실험 대상은 당연히 '나'였다. 음압과 손, 기구를 이용한 코 구조물 교정기법을 개발해 최악의 상태까지 실험해보았다.

죽었다 살아난 교통사고로 코뼈가 주저앉은 상태라 통증이 심해서 많이 울었다. 힘에 겨웠지만 멈출 수는 없었다. 머리가 터지는 거 아닌가 싶기도 했다. 그러나 검증 안 된 치료를 누구에게 실험할 수는 없었기에 하는 수 없었다.

'환자분이 실험 중에 망가지거나 죽는다면 나머지 인생을 어떻게 의사로 살 수 있겠니? 차라리 죽어도 네가 죽어. 적어도 원망은 듣지 않을 테니까….'

이러한 내면의 소리에 순종하는 것이 막연한 의료사고에 대한 두려움보다 편했다. 그리고 어머니와 형님을 비롯해 모든 가족을 대상으로 치료해보았다. 결과는 대성공이었다. 부비동과 혈관, 뇌척수관의 병목현상이 원인임을 발견한 것이다. 외과적으로 변형된 관절 문제를 제외하면 호흡기와 뇌혈관 문제의 대부분은 해결할 수 있게 되었다.

인체는 구조로 되어 있다

우리 몸은 구조로 되어 있다. 전자현미경으로 확인되는 미세구조인 DNA에서부터 눈으로 볼 수 있는 뼈, 근육, 피부 같은 조직들까지 크고 작은 구조들이 모여서 인체라는 완성체가 되는 것이다.

인체를 구성하는 세포 수는 약 30조 개다. 세포가 모여서 '조직'이 되고 조직은 '구조'를 형성하며, 구조들은 '구조물과 통로'를 만든다. 구조물은 몸의 형태를 유지하는 강도를 지닌 물리적 기초이며 각자가 품고 있는 기능을 발휘할 수 있는 도구가 된다.

근육과 뼈, 장기 등이 바로 구조물이다. 통로는 물질이 통과할 수 있는 공간이다. 우리 몸을 살아 있게 만드는 혈액, 뇌척수액, 림프액, 신경물질이 순환하는 도로이다. 이곳으로 영양분과 노폐물, 산소와 이산화탄소, 호르몬과 신경전달물질 등이 빈틈없이 공급돼 쓰이고 돌아온다. 인체를 건물에 비유해 설명하면 다음의 표가 나올 수 있다.

근육은 심장 근육, 내장 근육, 골격 근육으로 구분된다. 심장 근육과

	구조물	통로
건물	벽돌, 콘크리트, 철근	전기, 수도, 환기시설, 하수시설
인체	근육, 뼈, 장기	혈관, 림프관, 요도, 소화기(입~항문), 호흡기(코~폐, 땀구멍)

내장 근육은 내가 수축을 조절할 수 없는 불수의근이다, 심장은 수축과 팽창을 통해 혈액을 순환시키고 소화기관에 있는 내장 근육은 연동운동을 통해 음식물을 이동시키며 소화를 하는 등의 생명활동을 한다. 골격 근육은 내가 수축을 조절할 수 있는 수의근이다. 안구를 움직이고 팔다리를 움직이는 등 몸을 조절하고 움직일 수 있게 만든다.

뼈는 몸을 지탱하고 형태를 유지하며 내장기관을 보호하며 근육의 수축·팽창에 의한 수동적인 운동을 수행한다. 뼈는 단단한 구조물이지만 체내에서는 활성도가 매우 강해 혈액 생성, 칼슘과 인산대사에 중요한 역할을 한다.

장기는 간, 심장, 위, 대·소장, 안구 등을 말하는데 우리 몸이 생존하는 데 필요한 신진대사와 항상성 조절, 시각 등을 담당한다.

통로에는 고도화된 순환 구조가 숨어 있다. 통로는 혈관, 림프관, 요도, 소화기(입~항문), 호흡기(코~폐, 땀구멍) 등으로 구분된다. 이 책은 중풍과 비염을 주제로 삼고 있으니 혈관과 호흡기에 대해 주로 논하기로 한다.

혈관에는 물질대사의 비밀이 숨겨져 있다. 혈관은 혈액, 전해질, 산소, 호르몬 등을 몸 구석구석까지 필요한 만큼 공급하고 노폐물은 받아와 몸 밖으로 배출하여 우리 몸이 항상 청결한 상태로 있게 해준다. 이 임무가 매우 중요하기에 물질 이동에 유리한 구조를 갖추고 있다. 끝으로 갈수록 점점 좁아지는 '원뿔 구조'와 혈액량에 맞추어 융통성 있게 변할 수 있는 '혈관벽의 신축성'이 바로 그것이다. 다음 절에서 대표적인 혈관 중 하나인 경동맥을 예로 들어본다.

올라갈수록 좁아지는 원뿔 구조 경동맥

머리로 혈액을 보내주는 경동맥은 그림처럼 위로 갈수록 점점 좁아진다. 통로는 좁아질수록 저항이 증가하고 저항이 증가할수록 유체의 흐름은 방해를 받는데, 왜 많은 혈액을 전달해야 하는 경동맥은 이런 구조를 가졌을까. 피를 위로 보내려면 중력도 극복해야 하는데….

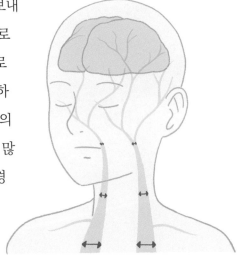

이 설명은 베르누이 효과로 할 수 있다. 동일한 압력으로 유체(혈액)를 밀고 있다고 전제할 때, 계속해서 좁아지는 구조에서는 속도가

증가하게 된다. 관의 굵기가 가늘면 가늘수록 유체가 흐르는 속력은 빨라지고 대신 압력은 감소한다. 머리로 올라가는 혈액은 분수처럼 중력을 이겨낼 수 있게 되는 것이다.

우리 몸은 경동맥이 좁아지는 것은 전혀 염려하지 않는다. 염려는 사지로 보낸 혈액을 심장으로 올려보내는 정맥에 대해 하고 있다. 이 정맥은 올라갈수록 넓어지기에 혈류 속도는 감소하고 압력(중력)은 증가한다. 이 압력(중력) 때문에 거꾸로 흐르는 역류를 할 수 있어 정맥에는 역류 방지 판막이 설치돼 있다.

호흡기 중에서 가장 중요한 것은 코이다. 경동맥에 적용된 법칙으로 코 숨길의 구조를 설명해보자. 코에서 가장 좁은 곳은 흡기와 호기를 하는 콧구멍이다. 콧구멍에 비하면 코안은 넓다. 왜 콧구멍은 좁을까.

이유는 이산화탄소 배출을 쉽게 하고 산소 흡입을 쉽게 하기 위해서이다. 관이 좁아야 압력이 줄어들고 속력이 올라간다. 이러한 속력을 이용해 폐는 적은 힘으로도 산소를 흡입하고 이산화탄소를 배출하는 것이다. 이러한 병목구간은 우리의 삶을 도와준다. 정상적인 '병목'인 것이다.

우리 몸은 곳곳에 있는 이 병목구간을 이용해 효율성을 극대화하는 지혜를 발휘하고 있는 것이다.

여기까지 읽고 계실 너그러운 독자들의 이해를 돕기 위해 혈액 순환의 중요성에 관점을 두고 좀 더 세밀한 분석 결과를 적어보고자 한다.

혈관이 갈수록 좁아진다는 것은 수학의 적분학적 관점에서 보면 병

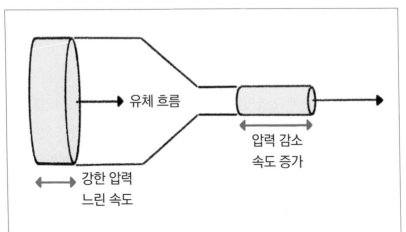

베르누이 효과

비교적 넓은 관으로 밀려온 유체가 좁은 관을 만나면 더 빠른 속도로 흐르게 된다. 그래야 같은 양의 유체를 보내줄 수 있기 때문이다. 속도가 빨라지면 상대적으로 압력을 덜 받게 된다. 중력의 영향을 덜 받는 것이니 이 관이 수직으로 돼 있다면 유체는 더 높이 올라갈 수 있게 된다.

목이 점점 심해져가는 구조라는 뜻이 된다. 이 때문에 혈류 속도가 빨라져 혈액은 온몸 구석구석까지 도달할 수 있다.

갈수록 좁아지는 혈관의 마지막을 우리는 모세혈관이라 부른다. 갈수록 좁아지는 혈관은 신축성을 갖는다. 이 신축성이 상수도를 먼 곳까지 보내는 가압장 같은 역할을 한다. 가장 과학적인 구조를 갖고 있는 것이 우리의 몸이다.

현대인은 위험요인 속에 살고 있다. 고속으로 달리는 자동차, 복잡

하고 예리한 건축물, 깨어지는 순간 흉기로 변하는 유리제품, 살상용으로 만든 총알, 폭탄, 미사일 등에 둘러싸여 있다.

하지만 우리 몸은 하나님께서 만드신 생명이며 '생존하기에 최적화된 창조물'이다. 살아 있다는 것, 살아간다는 것이야말로 진짜 완벽한 기능의 실체적 현재다.

인체는 스스로를 보호하는 최적화된 구조물을 갖고 있다. 뇌를 지키는 머리뼈, 심장과 폐 등 순환장기를 지키는 흉곽, 나머지 장기를 지키는 복부 근육과 골반이 구조역학적인 비율과 강도를 보유한 채 존재한다. 가장 단순해 보이는 대퇴골(넙적다리뼈)은 1톤의 상하충격을 견딜 수 있다.

붕괴된 구조를 끊임없이 복원해주는 것이 의술이다. 인체는 참으로 잘 만들어진 구조물임이 분명하다.

혈관이 끝으로 갈수록 좁아지는 것은 정상적인 병목현상이다. 문제는 그러한 통로에 있는 돌출된 병목이다. 그 병목을 잡아 바로잡는 것이 필자의 숙명이다.

유연한 혁명

전쟁이 뜻을 펴기 위해 사람을 죽이고 뭔가를 빼앗는 '경직된 혁명(hard revolution)'이라면, 의학은 사람을 살려 모든 것을 되돌려주는 '유연한 혁명(soft revolution)'이다. 전쟁은 이기기 위해 국가나 개인의 치부를 골라서 파괴하지만, 의학은 치부를 보듬어 안고 재활의 꿈을 함께 꾼다.

유연한 혁명에는 세상을 바꾸는 힘이 있다. 간디의 비폭력·무저항 운동이 당시의 최강국인 영국을 인도에서 몰아낸 단초가 된 것처럼, 유연한 정신의 힘이 총포를 누를 수도 있다. 인류만이 지닐 수 있는 문명의 힘을 제시한 간디를 지구 최고의 권위를 가진 '인류대학' 병원의 명예의사로 모셔야 한다.

대부분의 사람들이 유연함을 나약함과 같은 것으로 착각한다. 둘은 얼음과 불만큼이나 다르다. 나약함이 목표 앞에서 쉽게 무너지는 무능력이라면, 유연함은 목표 달성을 향한 끈질긴 변화 능력이다. 물

렁한 채찍이 살을 파고드는 것처럼 유연함은 예리함에 가까운 의미를 지닌다.

척추는 부드러운 활동을 위해 33개의 뼈로 되어 있지만, 자신을 감싸고 있는 근육에 힘을 주는 순간 '뼈와 근육 뭉치'의 투사로 돌변한다. 활은 몽둥이보다 부드럽지만 당긴 시위를 놓으면 어떤 창보다도 멀리 그리고 강하게 화살을 꽂아넣는다. 유연함 가운데는 강력함과 날카로움이 꿈틀대고 있다.

방송, 누리소통망(SNS), 서적 등 다양한 매체들이 질병에 대한 정보를 쏟아내고 있다. 화려한 말솜씨와 동원된 통계자료들이 환자들의 생각 언저리를 스쳐가지만, 속 시원한 해결책이 없는 경우가 대부분이다. 정보의 홍수와 '원인 모름'의 딜레마에 시달려온 환자들이 원하는 것은 치료 과정에 대한 설명이 아니라 결과다. 그들의 관심사는 '고통 없음'이기 때문이다.

'고통 없음'은 교통사고를 당한 필자가 수건을 입에 문 채 통증을 견뎌야 했던 1992년에 던진 절규의 주제이기도 했다. 진통제를 맞았을 때만 덜 아프다가 곧바로 밀려오는 뼈와 살이 분리된 비명은 '1초만, 1초만 안 아팠으면…' 하는 숨넘어가는 속울음을 만들어냈다. 의사는 환자가 느끼는 고통을 허구가 아닌 '실체'로 주목해야 한다. 임상은 허구(fiction)가 아닌 사실(fact)이 되어야 한다.

학창시절의 시험은 필자에게도 질식의 연속이었다. 아는 문제와 모르는 문제, 두 종류밖에 없음에도 정답을 향한 갈등 앞에서 시간은 내

편인 적이 단 한 번도 없었다. 그때 한 가지를 확실히 배웠다. '앎과 모름은 전혀 다른 차원에 존재한다'는 것을.

그리고 40년 가까운 시간이 지났다. 또다시 환자 앞에 서서 스스로에게 같은 질문을 던져보았다.

'의사인 나는 이 사람의 고통을 정말 알고 있는가?'

의사에게는 핵심을 파고드는 '정확한 카운터펀치'가 있어야 한다. 긴장과 실망의 임상 스트레스로 의사라는 직업을 '구차한 밥벌이'로 느낀 적이 있었다. 진단→설명→치료라는 '반복적인 무지(無知)'가 만들어낸 부끄러운 과거사의 한 부분이다. 헤어날 수 없었던 혼돈의 소용돌이를 박차고 나오는 데 10여 년이 걸렸다.

인체는 '순환(circulation)'이라는 대명제를 기반으로 움직이는 생명체이며 한순간도 멈추지 않는다는 사실을 재확인하였다. 이 순환의 허점을 공격하는 것이 '병목현상'이라는 정의를 내리게 되었다. 병목이 어디에 있느냐에 따라 병명이 달라질 뿐이라는 것도 알았다.

운전을 하다 보면 도로가 좁아지는 곳에서는 예외 없이 정체가 발생해 욕설과 경적이 난무하게 된다. 이유는 본인이 원하는 시간에 통과할 수 없기 때문이다. 이는 끝으로 갈수록 좁아지는 정상적인 병목이 아니라 흐름을 방해하는 비정상적인 병목현상이다.

이러한 병목현상이 있는 곳에선 1회 45초의 순환 법칙(심장에서 나간 혈액 45초 안에 온몸을 거쳐 다시 심장으로 돌아오는 것)이 깨어질 수 있다. 정체라고 하는 비정상적인 상태가 나타나는데, 이것을

'증상'이라 부른다.

　차량 정체가 오래되면 사람들은 차에서 내려 쓰레기를 버리고 담배를 피우며 방뇨를 한다. 그와 마찬가지로 혈액의 흐름이 정체된 곳에도 노폐물이 차게 된다. 당연히 조직이 파괴되고 생명 유지 활동의 근간이 망가져간다. 이렇게 회복으로부터 멀어져가는 상태를 '질병'이라 부른다. 정체를 부른 구조 이상이 질병을 만드는 것이다.

　필자는 구조 이상으로 생겨난 병목현상을 근원적으로 해결하는 통뇌법식 치료를 '진짜 치료'라고 부른다. 우리 몸이라는 복잡계의 핵심을 통째로 뜯어고칠 수 있기에 '유연한 혁명'이라고도 자부한다.

　이 혁명적인 치료이론과 임상기술을 후학과 동료들에게 온전히 전할 수 있게 되기를 두 손 모아 고대하며 이 글을 맺는다.

간단하게 건강 회복하는 스위치

임상의로 지내온 30여 년을 되돌아보며 느낀 점이 있다. 의사가 해줄 수 있는 것과 환자 본인이 할 수 있는 것을 구분해주는 사람이 진짜 의사라는 사실이다. 현재 의료 현실은 '의사와 환자가 한마음'이라는 말을 15년 전 정도로 거슬러 올라가야 할 구닥다리로 만들었다.

환자들은 이미 매스컴 닥터의 '명의 열전'에 굳은살이 붙어 있다. 거대 병원의 환자 명부를 올린 S클래스라는 자부심도 하늘을 찌른다. 하지만 한 가지 중요한 점을 놓치고 있다는 것을 모른다. '아직도 아파하고 있는 나' 말이다. 높아진 지식 수준과 쌓아온 물질에 대한 확신으로도 대신할 수 없는 바로 그 상태 말이다.

어떤 이들은 필자에게 친절(?)하게 의학 전문용어를 영어로 설명해준다. 필자 역시 그 '환자 관광객'에게 그의 영어를 순우리말로 번역하고 치료 메커니즘까지 더하여 차곡차곡 돌려준다. 그러고 나서 꼭 물어본다. "왜 아직까지 병으로 고생하고 계시냐?"고.

의사는 잘난 척하려고 하는 직업이 아니다. 환자의 고통 앞에 겸허히 머리를 맞대고 의논할 수 있는, 상식적인 의식의 소유자다. 환자들에게 귓속말로 전해주고 싶은 중요한 한마디가 있다.

의사의 치료는 돈으로 살 수는 있어도, 의사의 진심은 그렇게 할 수 없는 거라고.

한의대에 입학해서 침으로 병을 낫게 한다는 말을 듣고 정말 많은 생각을 했다. '쇠를 날카롭게 깎아 만든 침이 어떻게 사람의 병을 고친다는 말인가.' 도대체 이해가 되지 않았다. 수천 년의 역사 어쩌고 저쩌고…, 우주선이 날아다니는 과학시대에 무슨 뚱딴지 같은 소리인지 믿어지지도 이해되지도 않았다. 이것이 믿어져야 한의학이라는 신비 비스름한 실용학문에 몸을 담글 것 아닌가.

침으로 온몸의 혈자리라는 곳들을 다 찔러보았다. 손끝, 발끝을 찌르면서 욕도 하고 눈물을 흘리기도 했다. 얼마나 고약하게 아팠는지 모른다. 참을성이라면 자신 있었던 필자가 작은 가시만 한 놈한테 당하는 느낌이 영 달갑지 않았다.

하루에 10여 개씩 찔러나갔다. 손바닥 바깥쪽에 있는 '후계(後溪)'라는 혈자리에 침을 놓고 나서 갑자기 "꺼억" 하는 트림이 나왔다. 다른 혈자리에서는 없던 현상이었다. 또 한참을 쑤셔대던 어느 날 '태충(太衝)'이라는 혈자리에서도 같은 현상이 나타났다.

그때 깨달았다. 몸에 치료 스위치가 있다는 사실을. 그중 하나가 혈자리라는 점에 매료되어 이후로 얼마나 열심히 공부했던지, 시간을 잊어버려 아침저녁을 구분하지 못하던 때가 있었다.

40여 년이 흐른 지금 그 이름을 새로 써본다. '치료 스위치'. 입학 당시와는 차원이 다른 임상의로 살면서 확인하거나 찾아낸 자가치료 효과가 높은 치료 부위들을 설명하려고 한다. 이 책을 읽는 독자들 모두가 내원할 수는 없는 것도 엄연한 현실이라 꼭 검증된, 알면 도움을 줄 치료 포인트를 소개한다.

약한 다리 스위치(아픈 다리 스위치)

약한 다리로 먼저 시작한다. 중풍은 약해진 쪽의 다리를 절게 된다. 다리를 전다는 것은 보폭이 좁아졌다는 뜻이다. 정상 다리는 앞으로 멀리 나가고, 아픈 다리는 짧게 나가기 때문에 한쪽으로 치우쳐 절게 된 것이다. 이 문제 해결을 위해 수많은 방법을 동원해 재활치료를 도와왔지만 바로 좋아지는 경우는 거의 없었다. 5년 전쯤 재활하려고 무진 애를 쓰던 여자 환자를 만나기 전까지는.

그날도 평소처럼 "다리는 하루에 최소 2000회 이상 움직이기 때문에 열심히 걸으려 노력하면 최고의 물리치료가 된다"고 핏대를 세우며 말하고 있었다. 그런데 번쩍하며 한 단어가 떠올랐다. '피드백(feedback-되먹임 기전)'. 피드백 치료는 뇌가 명령을 내리는 직접 치료도 중요하지만 명령을 받는 팔다리의 노력도 매우 중요함을 설명할 수 있는 용어다.

필자도 큰 교통사고를 당해 왼쪽 다리가 6개월 동안 마비되어 있었다. 자는 시간을 제외하고 단 1초도 다리를 그냥 놔둔 적이 없었다. 움직이고 두드리고 침놓고, 심지어는 발가락에 번호를 붙여 1·3·4·5·2, 2·3·4·1·5… 식으로 순서를 바꿔가며 움직이는 상상을 했다. 정확히 180일이 되는 날, 엄지발가락인 1번 발가락이 툭 튀었다. 그 후 1년 동안 신경이 살아날 때 동반되는 지독스러운 통증과 싸웠다. 그 결과 의사로 복귀하는 축복을 경험했다.

앞에 서 있는 여자 환자에게 마비된 발을 먼저 앞으로 내밀며 걸으라고 지시했다. 방금 전까지 넘어질 듯이 허둥대던 걸음이 꽤 안정되어갔다. 계속하라고 했다. 시간이 흐를수록 더 나아졌다. 아픈 다리를 먼저 내밀어 짧은 보폭으로 나아가고, 정상 다리는 그만큼 따라가주는 균형감 있는 걸음걸이가 된 것이다.

우리 뇌는 약한 곳을 본능적으로 보호하려 한다. 그래서 결단력이 흐려진 듯이 보이기도 한다. 공부 못해 자존심 상할까 봐 무작정 감싸주는 부모보다는, 자녀가 원하는 직업에 필요한 성적치를 조언해주는 부모가 아이를 철들게 한다. 약한 다리도 그렇다. 잘 걷고 싶다면 그 다리부터 먼저 내딛게 해야 한다.

늦게 걷는 사람이 빠른 걸음에 맞추다간 넘어지게 마련이다. 힙합 그룹 리쌍이 부르고 알리가 피처링한 '발레리노'라는 곡에 이런 가사가 나온다.

"나의 뒤에 쫓아오듯 따라오는 너를 위해 / 조금은 느리게 걸어주며 사랑은 시작됐지."

두 다리는 서로 사랑하기 때문에 서로의 약함을 보상한다. 우리 몸의 신비는 부족한 것을 서로 돕는 상생(相生)에서 나온다. 그때부터 '약한 다리 먼저'는 재활치료의 중요 포인트, 즉 치료 스위치가 되었다. 중풍 등 하반신에 문제가 생긴 환자들에게 좋은 길잡이가 되리라 확신한다.

파워 워킹 스위치

기계를 오래 세워놓으면 녹슬어 못 쓰게 되는 것처럼, 우리 몸도 운동 부족 상태가 지속되면 혈관에 혈전이 잘 생긴다. 적당한 운동을 해야만 뇌와 심장의 건강을 지킬 수 있다. 걷기는 뇌에 있는 해마, 전두엽의 인지 기능을 동반한 운동이다. 어떻게 걸어야 가장 빠르고 안전한가를 걷는 동안 계속 판단한다. 사람, 자동차, 돌, 기둥, 보도블럭 등 수많은 변수를 미리 예측해야만 충돌하거나 넘어지지 않는다.

교통사고 후유증으로 왼쪽다리 감각이 없던 시절, 필자도 동반자 속도에 맞춰 걷다가 갑자기 넘어져 옆사람을 당황하게 만든 적이 많이 있었다. 솜이불을 깔아놓고 낙법 연습을 반복했기에 다치지는 않았지만, 걷는다는 것이 얼마나 위험한 것인지 잘 안다.

"유산소운동을 3개월 이상 하면 뇌의 모세혈관이 30% 증가한다. 운동으로 생성된 신경전달물질에 의해 만들어진 신경세포에 혈액을 공급하기 위해서다. 유산소운동은 뇌를 계속해서 건강하고 스마트하게 만든다. 하지만 운동을 중단하면 한 달 후부터 신경세포의 기능이 약화된다." -케네스 쿠퍼 박사

"유산소운동을 하면 뇌 신경전달물질이 만들어지고 활성화되어 치매를 예방할 수 있다. 유산소운동을 일주일에 5회 30분씩, 근력 및 균형운동은 2주에 1회를 12주간 시킨 결과, 체력 상승과 인지 기능에 효과적이었다." -한국스포츠정책과학원

일주일에 5일 1시간씩, 무리하지 않는 범위에서 살짝 땀이 날 정도로 파워 워킹을 하면 탄탄해지는 체력을 확인할 수 있다.

꼼지락 스위치

관절에 무리가 있는 사람은 93세 여자 환자의 지혜를 흉내 내면 된다. 그분은 아침에 눈 뜨자마자 1시간 동안 누운 상태로 운동을 한다. 기지개를 켜는 동작에서 시작해 척추 및 팔다리, 손발가락 관절까지

접었다 폈다 하고 돌린다. 어떻게 되었든 간에 정해진 시간을 꽉 채운다. 덕분에 93세이신데도 치료받기 위해 버스와 전철을 번갈아 타고 혼자 오신다.

경동맥 스위치

머리로 올라가는 혈액의 80%가 통과하는 경동맥. 대뇌와 두피, 얼굴 등에 영양분과 산소 공급을 책임지고 있는 중요한 혈관이다. 이곳의 문제는 곧바로 중풍으로 이어진다. 경동맥과 주변 근육 자체가 스위치다.

경동맥 부위를 두 손가락(2, 3지)으로 눌러보면 맥박이 느껴질 것이다. 그 주변의 근육을 아래위로 풀어준다. 경동맥 좌우 2개 중 한 군데씩 번갈아가며 부드럽게 풀어주는 것이 좋

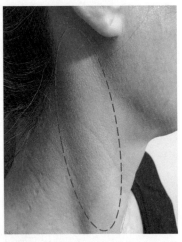

얼굴을 옆으로 돌렸을 때 목에서 '툭' 튀어나오는 경동맥. 사각턱 밑에 있으니 2번과 3번 손가락을 모아 갖다대면 바로 맥박이 느껴진다. 네 손가락으로 경동맥이 흐르는 목 부위를 위아래로 오르내리며 풀어준다.

다. 동시에 두 곳을 압박하면 뇌압이 상승해 두통이 올 수도 있다. 근육 아래쪽부터 사각턱이라 부르는 부분까지, 오르내리면서 부드럽게 쥐어짜듯 10회씩 10세트, 하루 세 차례 마사지하면 좋다.

갑자기 충격을 주면 경동맥에 혈전이 있는 사람은 혈관 벽에서 혈전이 떨어져 나와 뇌에 문제를 일으키는 경우가 간혹 있다. 주요 포인트는 '부드럽게 마사지하듯'이다.

키셀바흐 스위치

코로 물이 들어가거나 아이스크림이나 얼음물을 갑자기 먹었을 때, 코를 맞았을 때, 급격한 온도 변화에 접하게 되면 코가 '찌릿'해지며 눈물이 나오는 경험을 한다. 심한 경우엔 코피가 나와 당황케 한다.

이곳을 '키셀바흐 플렉서스(Kiesselbach plexus)'라고 한다. 플렉서스는 뉴런이나 신경, 림프관, 혈관 등이 그물 같은 구조로 얽혀 있는 곳이다. 키셀바흐 플렉서스에는 5개 동맥에서 온 모세혈관 다발이 있다. 이 혈관은 콧속으로 들어온 공기를 체온에 가까운 온도로 빠르게 덥혀주는 일 등을 한다. 따라서 이 모세혈관은 충분히 방어돼야 한다. 이러한 방어센서가 동시에 가동할 때 생기는 현상이 '찌릿' 하며 눈물이 나오는 것이다.

키셀바흐 플렉서스 부위는 점막이 얇아 작은 충격에도 출혈이 잘 발생하므로, 대개 지혈을 위한 압박 부위로 많이 사용한다. 필자는 이 민감한 부위를 '치료 스위치'로도 사용한다. 우리 몸의 '치료 스위치'는 어느 곳에 있든, 상태가 좋지 않으면 누를 때 통증이 발생한다. 그런데 계속해서 눌러 풀어주면 통증이 없어진다. 키셀바흐 플렉서스 스위치도 그렇다.

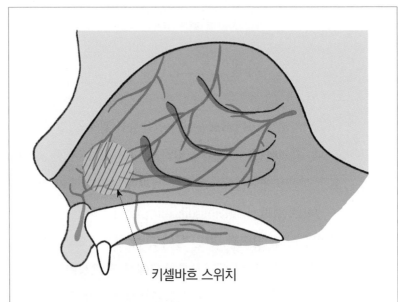

키셀바흐 스위치

다섯 개의 동맥에서 온 모세혈관 다발과 뉴런, 신경, 림프관 등이 모여 있다. 코안으로 들어온 공기를 체온에 바로 맞춰주는 일 등을 하는 중요한 곳이라 눌러주면 코 문제를 즉석에서 완화할 수 있다.

엄지와 검지로 콧방울을 잡고 코 뒤 안쪽 2㎝ 지점을 향해 지긋이 눌러주는 것이다. 비비거나 지나치게 압박하는 것이 아니라 뭉쳐 있는 근육을 부드럽게 풀어주듯이 하루 3회 이상 1분간 눌렀다 놨다를 반복한다. 처음에는 당연히 아프다. 그러나 반복하면 그렇지 않다. 이렇게 마사지를 하면 코 건조함부터 민감한 알레르기성 비염까지 즉각적으로 완화되는 경우가 많다.

눈물샘 스위치

안구 앞쪽을 둘러싸고 있는 각막은 눈물에 의해서만 산소, 수분, 면역물질, 윤활용 기름 등을 공급받는다. 눈물이 부족해서 오는 안구건조는 워셔액을 뿌리지 않고 와이퍼를 작동하는 것과 같다. "삐그덕, 꺼억꺽" 시끄러울 뿐만 아니라 계속하면 자동차 유리에 상처까지 생긴다. 결국은 앞에서 들어오는 불빛이 난반사되어 잘 볼 수가 없게 된다.

눈도 이렇게 각막에 상처가 난다. 실명으로까지 진행될 수 있기에 두려움에 떠는 환자가 적지 않다. 230만 명 정도 되는 사람들이 안구건조로 인공눈물에 의존하고 있다. 낫지는 않고 괴로운데 장사가 있나. '치료 말고 자가관리로 도움이 될 방법이 없을까' 오랜 고민과 연구가 필요했다. 그리고 어렵게 찾아낼 수 있었다. 필자는 그곳을 눈물

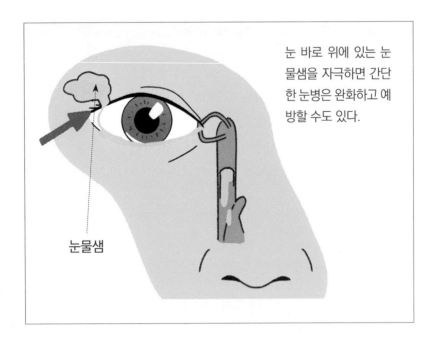

눈 바로 위에 있는 눈
물샘을 자극하면 간단
한 눈병은 완화하고 예
방할 수도 있다.

눈물샘

샘 스위치라 이름 지었다.

눈 바깥쪽 위에 있는 뼈 밑을 새끼손가락으로 파고 들어가 지긋이
누르면 눈의 상태만큼 통증이 느껴진다. 그런데 키셀바흐 플렉서스처
럼 계속 반복해서 눌러주면 통증은 줄고 눈물이 많아진다. 눈이 시원
해지는 것이다. 아침, 점심, 저녁, 취침 전과 눈이 건조할 때마다 수시
로 풀어주면 눈물 양이 많아짐을 느끼게 된다.

주의사항이 있다. 눈을 너무 세게 눌러서는 안 된다. 눈은 물리화학
적 자극에 매우 취약하기 때문이다. 뼈 밑부분으로 파고들어가 아기
다루듯 부드럽게 살살 눌러야 한다.

자궁 치료 스위치

"자주 가스가 차고 변비나 오줌소태가 오는데 치료해도 그때뿐이에요. 어쩌면 좋아요?"

여성들이 주로 호소하는 증상이다. 이 증상이 얼마나 많은 분들을 괴롭히고 있는지는 광고에 새롭게 나오는 변비약의 다양성만 보고도 쉽게 알 수 있다. 그렇게 많은 치료약이 나왔는데도 많은 여성들이 습관성 변비와 오줌소태(방광염), 성교통(性交痛)에 시달리는 이유는 무엇일까? 여성들의 해부학적 구조에 원인이 있다.

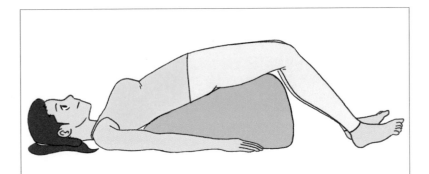

골반 밑에 쿠션이나 이불 등을 넣어 높인 상태로 하루 2, 3회 30분 이상 누워 있으면 여성들은 자궁을 제자리로 돌려놓을 수 있다.

남자와 달리 여성에게는 자궁이 있다. 체력이 저하되면 자궁이 아래쪽으로 처지면서 앞쪽 방광을 압박하면 오줌소태, 뒤로 직장을 압박하면 가스가 차거나 변비가 생기는 것이다. 앞뒤를 동시에 누르면 변비와 오줌소태, 냉대하, 성교통, 반복유산 등이 발생하게 된다. 이러할 때는 앞 페이지의 그림과 같은 간단한 자세만으로도 아주 높은 치료 효과를 보게 된다.

천장을 보고 누운 채 머리는 베개 위에, 엉덩이는 높은 쿠션 위에 올려놓는 것이다. 편안한 마음으로 눈을 감고 1회 30분, 하루 2회 아침저녁으로 실시한다. 반드시 15분 이상 해야 한다. 그렇게 해야만 자궁이 본래의 자리로 올라가게 된다. 2, 3일 후부터 효과가 나타난다.

에필로그

"나눔은 세상과 함께하는 숨"

"인간이 불행한 것은 자기가 행복하다는 것을 모르기 때문이다."

- 도스토옙스키

평균수명 83세! 2018년 기준으로 대한민국 남자의 평균수명은 80.5세, 여자는 85.7세다. 65억 지구인 가운데 이렇게 긴 수명을 보장받은 인구는 2%밖에 되지 않는다. 대한민국은 가히 축복받은 장수의 땅이다.

연세 높으신 어르신들께 여쭤본다. "지나간 세월이 길었느냐?"고. 한 분도 "그렇다"고 답하는 것을 보지 못했다.

"순식간에 지나버려 허무하다. 오래 살면 뭐 하냐. 아프면 다 소용 없다."

다른 나라 사람들이 부러워하는 장수가 우리에겐 노후 부담으로 변하고 있다. 질병과 빈곤 때문이다. 질병으로 겪는 고통과 경제적 어려움은 평균수명 증가라는 축복을 뿌리째 흔들고 있다.

일본에서 한 노인이 99세 11개월 31일 되던 날 죽음을 택했다고 해서 떠들썩했다. 그녀가 써놓고 간 글 때문이었다.

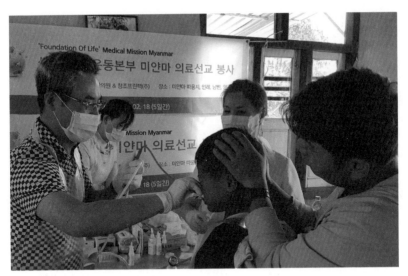

2018년 2월 미얀마 고립지대에 사는 빈민들과 함께한 의료봉사. 나눔은 세상과
함께하는 숨이다.

'백 살이 되는 게 너무도 끔찍해서.'

100세 시대가 오면 행복할 줄 알았는데, 그녀에게는 지옥이었다.
눈부시게 의학이 발전하고 경제적 부담을 줄이는 건강보험도 도입됐
는데 말이다.

태어난 사람은 누구나 꼭 가야 할 길이 있다. 죽음이다. 이생과의 이
별에도 '차별'이 있다는 것을 알게 되었다. 추석과 설 때마다 봉사차
갔던 미얀마와 캄보디아에서였다.

"개발도상국이라 젊은이들로 넘쳐난다. 희망이 보인다"고 했던 필

자는 빈민을 상대로 한 임상에서 충격을 받았다. 한의학을 접한 적이 없는 그들은 우리를 신기해하며 반겼다. 필자의 감정은 전혀 달랐다. 필자보다 어린데도 치아가 별로 남지 않은 이가 많았기 때문이다.

그곳에서 만난 50대 중반에게는 같은 50대인 필자에게 있는 '30년'이 없었다. 그들의 평균수명은 60세였기 때문이다.

마비와 각종 질환에 찌들어 있는 사람도 적지 않았다. 대한민국에서는 한창 일할 때인데 그곳의 50대 초반은 시한부 인생이었다. 필자는 30여 년을 살 궁리를 해왔는데, 그들에게는 3~4년도 남지 않았다. 그들에게 '인생은 60세부터'라는 말은 비아냥으로 들릴 것이다.

미얀마에서는 전기가 자주 끊겨 진료 중에 애를 먹었다. 냉장고를 쓸 수 없어 음식을 소금에 절여 먹어 그곳 사람들에게서는 고혈압이 흔했다. 그 때문에 중풍과 두통을 가진 환자가 매우 많았다. 필자와 같은 50대 후반의 환자는 보기 어려웠다. 누워서 죽음을 기다리고 있기 때문이었다. 겨우 몇몇만 간신히 몸을 끌고 와서 순서를 기다렸다.

'좋은 의사가 되어주어야겠다'는 다짐을 다시 하게 되었다. 출국 때 설렘으로 나왔던 교만은 사라지고 한 사람이라도 건강하게 살려보자는 결심을 거듭했다. 차동엽 신부는 『무지개의 원리』란 책에서 "행복은 언제나 감사의 문으로 들어와서 불평의 문으로 나간다"고 했다. 봉사를 하며 감사의 길을 깊이 알게 되었다.

처음 나누기를 시작하는 사람들은 이렇게 생각한다. '내가 저들에게 나누어주었다'고. 나눔이 일상화되기 시작하면 "저들에게서 내가 위로받았다"고 고백한다.

더위를 심하게 타는 필자는 미얀마에서 날씨와의 싸움만으로도 이미 파김치가 되었다. 진료 특성상 몸을 많이 쓰는 편이라 땀이 비 오듯 쏟아졌다. 체력은 풍선에서 바람 새나가듯이 빠져나갔다. 장소를 옮겨 빈민 아이들이 모여 사는 곳에서 식사를 할 때였다.

더위 탓에 밥이 입으로 넘어가는지 모를 지경으로 헤매고 있는데, 갑자기 피부와 머릿결이 시원해지기 시작했다. 고개를 들어 바라보니 현지 여성분이 웃음 가득한 얼굴로 커다란 부채를 저어주고 있었다. 50 중반을 살아오면서 이런 천국의 바람을 받아본 것은 처음이었다.

필자는 봉사하러 간 것이고, 그분은 그곳에서 도움을 받는 사람이었다. 그런데 필자가 큰 도움을 받고 있었다. 필자의 머릿속에는 필자가 바라보기 전부터 웃고 있었던 그녀의 배려 가득한 얼굴뿐이다. 그때 알게 되었다. '나눔은 함께 숨을 쉬는 것'임을. 나눈다는 생각도 결국은 교만에서 비롯된다는 사실을….

작은 나눔의 추억만 가지고도 평생을 우려먹는 우리에게 나눔은 인생 최대의 보석임이 분명하다. 얼마 전에 IMF 외환위기 후 결식아동에게 도시락을 만들어 배달하며 식사비도 함께 후원했던 봉사자를 만날 일이 있었다. 그가 이렇게 말했다.

"원장님, 제 인생에서 가장 행복했던 때가 언제냐고 누군가 물어본다면, 바로 그때라고 말할 겁니다. 너무 행복했어요."

필자도 고백했다.

"저도 마찬가지입니다. 하지만 앞으로 하나님이 기회를 주시면 더 많은 이들을 위해 살려고 준비하고 있습니다. 그때 꼭 다시 모시겠습니다."

자연이 공짜로 산소를 주었기에 우리가 살아간다. 그런 흉내를 제대로 내는 것이 나눔이 아닐까? 필자는 지금도 지구 반대편의 오지를 마음에 새겨놓고 산다. 세상에서 가장 좋은 것이 눈앞을 어지럽힐 때마다, 그것보다 멀고 길게 바라볼 수 있게 해주는 진정한 나눔을 꿈꾼다. '나눔은 세상과 함께하는 숨'이니까.

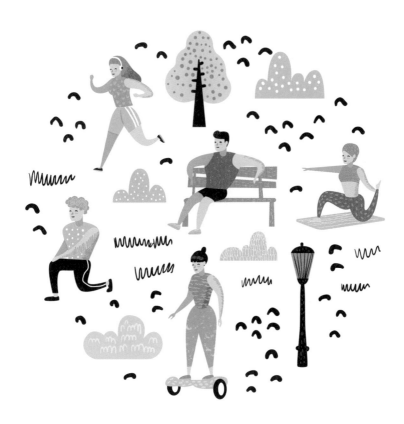

통뇌법 혁명
중풍·비염 꼭 걸려야 하나요?

1판 1쇄 인쇄 2020년 4월 23일
1판 2쇄 발행 2020년 7월 6일

지은이 이태훈
발행인 임채청
편집장 김형우
펴낸곳 동아일보사 | 등록 1968.11.9(1-75) | 주소 서울시 서대문구 충정로 29(03737)
편집 02-361-1081 | 팩스 02-361-0979
인쇄 미르P&P
ISBN 979-11-87194-79-8 13510 | 값 15,000원